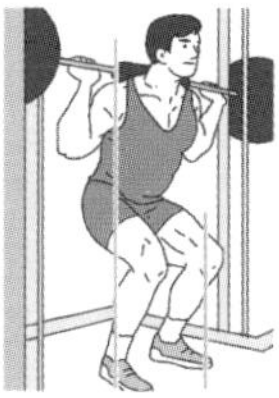
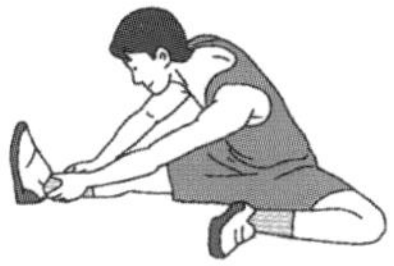
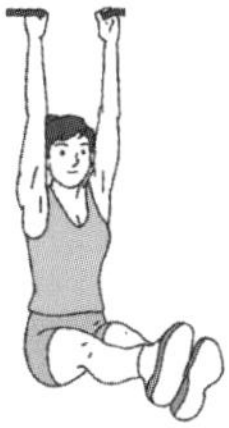
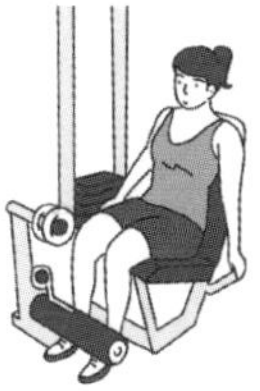

健身毀了我的身體

55個懂了一定不會受傷的健康運動法

國家代表選手的運動處方師·
頂尖健身專家 宋永圭◎著 林侑毅◎譯

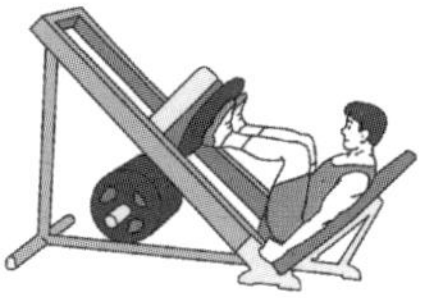

〈正式宣告〉

現在就是重視運動、管理健康與身材的時代！

不知從何開始，早上起床總覺得無精打采，稍微活動就很容易感到疲倦。就算經過休息，也沒有以前那種恢復活力的感覺。只有這樣嗎？平常也沒吃多少東西，肚子肥肉卻越來越多，又很難減掉。每年定期接受健康檢查的你，每次看到醫生嚴肅的表情時，總有一股不安的感覺。那時在你的腦海中，最先想到接下來應該要做的事是什麼呢？那就是「應該要運動了」的想法吧。

假設時光回溯至二十年前，我們看到在公園或街道上穿著短運動服、專注地跑跳運動的人，這時你會有什麼樣的想法呢？老實說，應該是「哎唷，眞奇怪的舉動」或是「做那些沒意義的行爲眞是浪費糧食」吧。

在不久前，規律運動與體適能管理這種行爲還遭到別人的嘲笑，被認爲是異於常人的行爲。然而**隨著時代改變，如今這些人已被稱為「落實自我管理的健康人」**。這段時間對於**健康的許多觀念已大幅改變，認為需要運動以追求自我健康的想法也逐漸深植人心**。隨著這樣的改變，許多「運動對身體健康的正面影響」的相關研究正蓬勃發展。

這一連串的改變早已超越「啊！運動果然有其必要」的觀念，甚至因爲對健康管理的過度執著，以及對運動或健康管理的缺乏而產生不安的情緒。還有近幾年間吹起的健身風潮，加上這股視健康與外貌爲競爭力的趨勢，使得你我都無法置身事外。因爲現在是「外貌即競爭力」的時代，身材也包含在外貌的條件中。**進入「外貌即競爭力」的時代，當然也就超越健康管理的層次，擴大到對瘦身與身材的關注**。最近在S曲線後，更出現「X曲線」「U曲線」的形容詞，可見生活周遭可接觸到的健康資訊多不勝數。

但是運動是「壓力」

沒錯，運動本身就是壓力。奇怪，怎麼忽然天外飛來一筆呢？好不容易才想撥出時間做這些討厭又辛苦的運動，卻又要人別做，運動是壓力，這到底是什麼意思？

如果我們翻出奧林匹克運動會的高畫質照片來看，所有運動員都不約而同地扭曲著臉或是哭喪著臉，一副痛苦萬分的表情。他們會做出那樣的表情，並沒有特別的原因。

就只是因爲痛苦。通常一般人在健身房出力練習舉重時，自然而然會做出猙獰的表情，原因就在於此。運動即是耗費體力的過程。要是說運動沒有耗費體力，那不是說謊，就是沒有確實做好運動。

當然，運動壓力與我們平時所說的心理壓力有所差異。**運動導致的壓力是生理壓力，如果能加以適應，並戰勝這股壓力的話，肌肉與骨骼將更加健壯，並且具備強壯的心臟功能與對抗各種疾病的能力**。

壓力過大會使身體受傷

不管是學習一項新的事物，或是必須處理一項重要的事情，這時產生的壓力若是大到無法承受時，我們的身體會如何回應呢？如果可以放棄的話，就只好放棄；如果是不得不接受的情況，那麼下場可能是虛脫無力。

即使運動這種非精神性的身體壓力可以自行調節，但是身體受到無法承受的巨大壓力時，還是有可能使身體受傷。

樹枝的彈性雖好，但是若超越了某個限度，必定會應聲折斷。不過有些人卻以兩手抱住自己身體，用力彎曲不是樹枝的身體做出各種姿勢，似乎要折斷身體似的。不，是有很多人如此，單純用「有些」這個詞來形容仍嫌不足。

與運動相關的格言中，有一句是這麼說的：「No Pain, No Gain.」意思是「沒有痛苦，就沒有收穫。」這句話似乎也被視爲是運動的絕對眞理。如果感到痛苦的話，應該就會獲得些回饋吧！不過可惜的是，運動經常是徒留痛苦與痠痛而無任何收穫的。**透過運動鍛鍊出健康的身體，沒有必要一味追求痛苦**。

貪求更多、更快而使自己陷於痛苦中，那麼自始至終都只會充滿痛苦，甚至無法根除痛苦的後遺症。如果你至今都過著與運動絕緣的生活，或是很晚才覺察到自己身體的嚴重性，這些人更必須注意。

運動傷害找上門的運動者

先讓我們看看身邊的人。雖然不太確定是從哪裡聽來的，不過每個人或多或少都應該聽過這樣的故事：有人從年輕時就熱愛運動，因此外表看來健壯，但是身體卻已有各種運動傷害。

即使身邊沒有這樣的朋友，也應該時常聽到類似的故事。如果運動帶給身體太強烈的壓力，身體就會得到我們常說的「運動傷害」。**原本是為了健康而從事運動，但是如果過度的話，反而只會換來傷痕累累的身體**。

那麼，爲什麼對身體有好處的運動會導致運動傷害呢？那是因爲身體受到運動帶來過大的壓力所導致。

激烈運動的傷害不單只是運動傷害。有數字統計平均壽命最短的職業，就是運動員。根據保健福址部幾年前調查的統計結果，神職人員的平均壽命爲七十九歲，相反的，新聞工作者與運動員的平均壽命是六十三歲。

毫無節制地從事對身體有益的運動，這些運動員的壽命反而比一般人要少十年。因此，運動並非不顧一切地多做就是好的。

運動即良藥

目前美國運動醫學會的口號爲「Exercise is Medicine」，雖然依照解釋的不同而有不同說法，不過最廣爲接受的說法是「運動即良藥」。那麼先讓我們針對藥品思考一番。

誤用或濫用藥物時會產生什麼後果，想必是人盡皆知的了。**運動也是如此。如果運動**

量過少，就無法看到預期的效果；如果運動量超出正常範圍，則會出現副作用；如果對運動稍有鬆懈，那麼持續累積的效果便大打折扣。

需要阿斯匹靈卻塗紅藥水（一般指稱殺菌消毒的藥品），當然不會有效果，同樣的道理，沒有幫助的運動不僅達不到效果，更可能讓身體徒留傷口與疤痕。如果平時太依賴藥品，一旦沒有藥品就只能坐以待斃，相同的，如果太依賴運動、太執著於運動，還有可能變成運動中毒。就像受了傷必須在傷口上塗紅藥水，找到適合自己的運動，不勉強過量，才能看見運動的效果。

唉唷，運動這種事怎麼會這麼複雜啊？隨便做做不行嗎？只要覺得不舒服，休息幾天就好了，總之這樣持續下去就會變得健康了吧？這個嘛……

童話中的故事永遠只是故事

幾年前在韓國吹起一股健身的熱潮，每次打開電視，就能看到炫耀那線條分明的巧克力腹肌的男藝人，還有全身充滿線條感與豐滿感的女藝人。然而這種事情只會發生在藝人身上嗎？最近就連一般民眾也開始在媒體上展示自己的身材，談論自己幾個月內瘦了數十公斤，從圓滾滾的身材變身為魔鬼身材，並且傳授減肥的方法。

就算不是透過電視，在網路上或街上四處閒逛，也會看見「任何人都可以是魔鬼的身材，輕鬆瘦下二十公斤」這類氾濫的廣告用語。這種廣告讓人覺得沒有身材的人像笨蛋一樣。

「這不是眞的吧？」如果有人滿臉憂愁地這樣問我，我可以回答的第一句便是「這是眞的」。不過為什麼這些人會出現在電視上，成為宣傳與廣告的主角呢？短時間內瘦下數十公斤、即使上年紀也可以練出好身材，這些實例受到矚目的原因，光看形容詞便可略知一二。因為用來形容這些人的詞語，通常是「特殊的、獨特的」等類的形容詞。

如果是任何人都能輕而易舉達到的目標，就不會使用這類形容詞了。**如果設定的目標或遵循的方法並不是按部就班的運動，那麼不僅會掉入廣告陷阱而以放棄收場，更有可能留下難以見人的傷害。**

如果現在要求走從沒試過的鋼索，雖然可能有少數的人可以通過，不過大多數的人不是因為害怕鋼索而放棄在先，或是走一段就折返，其中還可能有幾位跌了下來，受到嚴重的傷害。

運動就像穿著不追求時髦的衣服

如果你是四十、五十歲的人，卻穿著時下十幾二十歲年輕人流行的飛鼠褲或是貼身的緊身褲，看起來如何？雖然會聽到有些人這樣稱讚：「眞是風格獨特的帥哥（美女）喔」，但是撇開身材不談，完全不適合那件衣服風格的你，就會聽到「不知分寸」的批評了。

運動其實也與此相去不遠。正如同衣服順應潮流，有些運動也是忽然就受到大眾的關注。但是**運動必須和選衣服一樣，按照各人年齡、體型與情況選擇，並從事符合自我狀況與狀態的運動**。總之，比起受大眾矚目而流行一時的運動，選擇能夠持之以恆又不勉強身體的運動才是正確的。運動本身雖然是好的，但是爲了做好運動，事前應具備的身體機能與體力也不可少。

運動就像電影「蝙蝠俠」中的壞蛋「雙面人」一樣，平時以正常的模樣示人，然而也可能在某個時刻忽然露出駭人的另一半面容威脅你。爲了不讓身體受到過多壓力，訓練出能夠長久使用、沒有各種傷害的身體，就得避免掉入運動的陷阱與沒有根據的說法。

至少不要被騙，或是落得傷痕累累

人類從什麼時候開始慢跑呢？慢跑的歷史比想像中要短。其實有氧運動（Aerobics）一詞在一九六八年才首度被發明出來，直到一九七〇年代透過美國國內幾位被稱爲「跑步傳教士」的人士，才開始逐漸廣爲流傳。

有氧運動的歷史比想像中要短，而肌力運動的情況也大同小異。肌力運動並非特定人士從事的運動，而是所有人都必須爲了身體健康而做的必要運動，人們開始具備這個觀念還只是不久前的事。

那麼過去這段時間，人們擁有多少運動相關的知識呢？其實大都是從口耳相傳或是根據經驗推敲而來的。雖然目前已證明許多有科學根據且有效的運動方法與運動相關知識，但是這些知識仍舊不斷在改變。在一開始運動的重要性受到關注時，爲了鼓動人們從事運動，甚至還曾出現了類似「出征」「打仗」這樣的口號。偶爾也有人爲了自身的利益而意圖欺騙他人。

你能保證沒有被過去錯誤的眞相所欺騙嗎？你能保證百分之百不受「出征」的口號煽動嗎？對於已被證實沒有效果的事物，或是就算有更具效果、更適合你的方法，你也依舊毫無質疑地接受過去的方法嗎？

●爲了燃燒脂肪，有氧運動一定要做到三十分鐘以上，另外也有最適合燃燒脂肪的運動強度。如果相信以上說法，那你就是百分之百相信「出征」口號的人。

●假設你的年齡已無法稱爲年輕，對於自己的健康也沒有信心，卻仍相信世界上沒有不勞而獲的東西，運動時邊使力邊憋氣弄得滿臉脹紅，即使稍感疼痛也咬牙苦撐，那你就是一味地固守舊有方法的人。

●如果你認爲「只要做這個」「只要幾週」或是「只要吃這個」，就能獲得立竿見影的效果，那你就是過去容易被有心人士欺騙的「肥羊」。

如果你不想成爲容易被有心人士欺騙的「肥羊」，或是一味相信舊有方法的人以及百分之百相信口號的人，那你就得分辨什麼是非眞實的、什麼是舊有的、什麼是與求學時期貼在黑板上的「口號」相似的。尤其是自己的身體與健康大不如前而需要運動的人，更需要如此。

若以「腹肌運動、腰部」等關鍵字在網路上搜尋，便會看見許多人發表的問題。老實說，這些並不是什麼眞正的問題，反倒像是近乎悲鳴的聲音。讓腰部更強壯健康的腹肌運動，爲什麼反而傷害腰部呢？

- 討厭運動卻得減肥，只好將身體交給快速抖動的震動瘦身機，這些人多多少少曾懷疑過這個運動是否眞能消滅脂肪。可是實際做過這個運動後，沒有覺得身體腫了起來，或是感到腰部疼痛、這裡癢那裡癢嗎？
- 在健身房練習舉放槓鈴的運動時，時常覺得頭昏眼花。究竟運動的方式是否正確呢？
- 因爲喜歡慢跑而專注於慢跑的你，最近不覺得膝蓋痛到無法走路，肩膀或是頸部痠痛嗎？
- 以爲運動的強度越大、運動量越多，就越能快速減重，雕塑出完美的身材，所以一天之內反覆數次、一次持續幾小時的運動，不覺得身體狀況逐漸變差，經常出現心悸的狀況嗎？
- 雖然沒有想要練出魔鬼身材的想法，但是周遭的人運動的最終目標都是打造魔鬼身材？或者說你正以不適合自己身體的魔鬼身材運動法做運動嗎？

針對上述幾項問題，如果是想反問「想做運動，就得先克服這些問題嗎？」那麼你的身體在克服這些問題前，就已傷痕累累，請謹記在心。

運動可說是必要且一定得做的事，不過對於運動的錯誤觀念與資訊，反而會導致身體受到傷害，所以與其執著於錯誤的觀念與資訊，不如選擇能夠提升自我健康與活力的運動方法。

: CONTENTS :

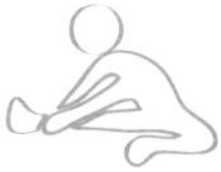

Part 001 你了解什麼樣的運動會傷害身體嗎？

Part 002 有氧運動的真相——你一定得又跑又跳才能減肥嗎?

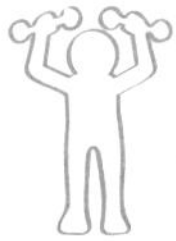

Part 003

肌力運動的真相——你了解鍛鍊肌肉的效果是什麼？

Part 004
想擁有被運動傷害的好身材，還是健康的好身材？

Part 001

你了解什麼樣的運動會傷害身體嗎？

解答 ⟶ 健康運動法 01～15

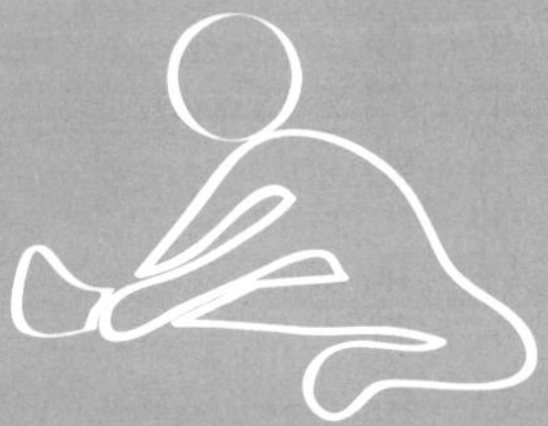

01 什麼時間做運動最好？

每次下定決心要運動時，總會出現這樣的想法，那就是「既然決定要運動，那就得做最有效果的……。不過什麼時候做運動最好呢？」這樣的困擾。有人說早上運動好，也有人說晚上運動好。其實這類資訊算是非常多的，同時也是許多人抱持疑問的部分。

之所以相信在一天中的某個時間運動可以發揮最大的效果，乃是認爲一般人一天有二十四小時固定的生理規律，按照這個生理規律從事運動或身體活動會更具效果。這種生理規律稱爲人類的「日週期節律（Circadian Rhythm）」，也稱爲「生理時鐘」，與我們身體的溫度、血壓、代謝等各種生理機能有著密切的關係。

早上運動好；晚上運動好；或者有氧運動在什麼時候做比較好，這類的說法其實是因為體溫、血壓、代謝等各種生理機能具有一定的週期與變化。體溫的高低、各種荷爾蒙分泌的多寡，影響了人體運動的執行力或是運動引發的身體反應。因此也出現「配合身體的變化做運動最具效果」的說法。「運動效果最好的時間是什麼時候？」如果想要深入找出

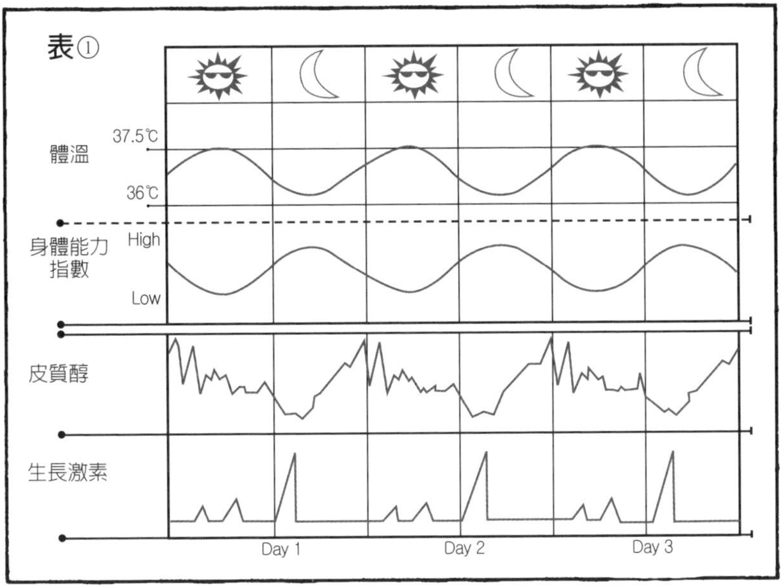

這個問題的答案，看看以上表①的圖表。

——（腎上腺）皮質醇（Cortisol）與腎上腺素（Adrenaline）在早上分泌較多。這種荷爾蒙也經常被稱爲「壓力荷爾蒙」，具有各種功能，包含參與體脂肪（脂質組織）的分解。被分解的脂質組織轉變爲中性脂肪（Trigly- cerides，三酸甘油脂）的型態，能提供運動所需的能量。由於一般在早上7點至9點之間分泌較多，如果這時進行有氧運動，效果會比其他時間做運動更好。

——人體的溫度通常在下午4點至5點間達到最高，而在起床之前的體溫最低。在體溫高時運動，會釋放更多的力量，使肌肉更加柔軟，所以受到運動傷害的危險較低。

因此在運動前做暖身運動提高體溫的話，能夠幫助運動持續處在體溫高的時段內。

——生長激素（Growth Hormone）在夜間11點至凌晨2點分泌最多，如果在晚間運動的話，能促進生長激素與退黑激素（Melatonin）的分泌，對於青少年的成長、成人的免疫力與預防老化、睡眠品質有提升效果。

但是每一個運動時間各有不同的優點，至於什麼時候做運動比較合適，確實很難回答。不過卻有一點能全盤否定上述提到不同時段運動的優點，那就是在沒有顧慮到自己身體的情況下，從事時間不規律的運動。如此一來，結果便是經常疏於運動或者乾脆放棄。

各個時段帶來運動效果的差異，是唯有經過規律且持續的運動才能獲得的回饋，**要是不能持之以恆，就只能稱之為看的到摸不到的效果**。什麼時候做運動？這得視自己的運動目標與自我生活習慣而定。

我們的體內原本就有個生理時鐘，持續在能夠配合的時間內運動，會更有效果。所以與其在難以配合的時間運動，又不斷更改時間，不如配合自己的生活習慣與模式，規劃方便的時間來運動，這才稱得上是最合理又最有效果的運動方法。因爲不這麼做的話，運動就很難持之以恆。另外，不同時段的運動效果，實際上的差異可能非常微小，但也可能因爲彼此的優點而互相抵消。

即使體溫較低，也可以透過早上的暖身運動提高體溫，而運動開始後，荷爾蒙的分泌通常會增加，因此這些都不太需要特別列入考量。如果是專門從事運動的人，當然要謹愼考量一天當中的變化來規劃運動，如此方能更具效果，但是對於爲了健康而運動的人來說，比起上述的方法，選擇自己適合的時間來運動才是更爲明智的選擇。與其在意每個時段的特性所產生的效果，不如將重點放在需要特別注意的事項才是第一要務。

舉例來說，有心血管疾病的患者在早上運動時，一定要先做好暖身運動。**早上體溫與氣溫偏低，做好暖身運動不僅是為了預防運動造成的傷害，也是避免忽然做運動對身體造成的傷害**。另外在深夜做運動可能造成睡眠中出現低血糖的情況，糖尿病患者必須特別注意。

- 早上運動可以燃燒更多脂肪。
- 下午運動的效率更高，更適合身體的活動。
- 晚間運動有利於青少年的成長、成人的免疫力與預防老化。
- 不過若是很難規律地在固定的時段做運動，那麼上述的優點全不適用。

02 肌力運動與有氧運動，優先做哪一樣？

加入健身房會員後，穿上運動服準備開始運動時，又出現了另一個困擾。健身房的玻璃窗邊整齊地排列著跑步機，健身房中間還陳設著各種器材，因爲不知該從何做起而感到手足無措。

會出現「先從哪一個開始做起？」這個問題是很正常的，這種困擾就像「什麼時候做運動」一樣。當然，如果只要考慮從事以走路、慢跑爲代表的有氧運動，或是從事使用器材的肌力運動，就不會造成這麼大的困擾，但是這兩種都是非常重要的運動，只偏重於其中一項並不恰當。

那麼，假設這兩種運動都必須進行，又該如何解開「先做有氧運動，再做肌力運動？還是顛倒？」的困擾呢？如果試著尋找解開這種困擾的方法，便會忽然冒出看似非常合理的回答。那就是「肌力運動優先，有氧運動次之」，並且有相當吸引人的理論依據。

肌力運動優先，有氧運動次之

在詳細介紹這個非常吸引人的理論前，我想先針對無氧運動與有氧運動的名詞加以說明。無氧運動是在氧氣無法充分供應的狀態下運動；有氧運動是氧氣充分供應，並能完全利用氧氣的運動。而在做有氧運動時，脂肪被大量使用；做無氧運動時，則以相對較少利用氧氣的能量——醣類做爲燃料。立基於此的理論便是「肌力運動優先，有氧運動次之」。如果先做肌力運動，便能夠將醣類消耗殆盡，接著再做有氧運動的話，運動時燃燒脂肪的時間將大幅提前，也能燃燒更大量的脂肪，體重自然能夠減輕。

簡而言之，先做完肌力運動後再做有氧運動，更適合燃燒脂肪。從科學角度看來毫無瑕疵的這項理論，的確相當合理。對於許多以減少脂肪爲運動目標的人來說，這項理論聽起來確實頗吸引人，不過要是有人問「實際上果眞如此嗎？」就只能如此回答：「雖然有可能達到這個效果，但是無法達到的機率更高。」

有氧運動優先，肌力運動次之

在說明爲什麼只能如此回答之前，我想先談談另一種方法。這種方法是先做有氧運動再做肌力運動，意思是在肌力運動消耗身體力量前做有氧運動，才能更專注於有氧運動。一般認爲，在同樣的時間內做運動，有氧運動不只比肌力運動消耗更多的能量，也消耗更多脂肪。這也是另一種謠傳。就算實際上並非如此，這個方法也經常蔚爲潮流，據說其優點在於防止做完肌力運動後再做有氧運動，努力運動過的肌肉會失去運動效果。

在肌力運動結束後，立刻觀察運動過的肌肉，可以看見肌肉在短時間內變得更加粗大。可是立刻做有氧運動的話，肌肉就會快速回到原本的狀態。不過很可惜的，這並不是正確的事實。

首先，實際上並非如此卻不斷受到人們誤會的這兩項理論，就像前面所提到的——「與事實不符」。做完肌力運動後再做有氧運動，原本經過肌力運動而變得粗大的肌肉，之所以會再回復到原本的狀態，只是因爲血液循環稍微加快了肌肉的復原而已。而被視爲在肌力運動後再做有氧運動的優點——燃燒脂肪，其原理也是如此。有研究資料顯示，先做有氧運動的跑步，接著再做肌力運動，反而更能提高運動結束後能量的消耗量。

據說做完肌力運動後再做有氧運動，這個方法在運動時消耗的能量比其他方法多出百分之二。不過與其說這是因爲消耗更多的脂肪，不如說是因爲先做肌力運動，導致之後跑步、走路動作不正常或是缺乏效率所造成的。

對於利用運動燃燒脂肪，我們有太多的誤解。而且這些誤解經常具有科學理論的根據，乍看之下似乎非常合理。可是稱為誤解的原因，就在於它「與事實不符」。如果在相同強度的運動中感到較爲吃力，那麼反而使用到較少的脂肪，也無法維持長時間的運動，於是脂肪的消耗量變得更少，這個情況也是同樣的道理。

我們在比較這兩種結果時，仍然很難看到每一種運動方法之間較大的差別。如果想要看到肌力運動更大的效果，在肌力運動前應先做好事前準備；如果想看到有氧運動更大的效果，在有氧運動前應先做好事前準備，才能稱得上是「正確的運動方法」。

要是將運動視爲燃燒脂肪、雕塑苗條身材的手段，並如此實踐的話，那麼就可能落入將重點放在脂肪減量的運動方法的假象中。對運動不熟悉的人若是爲了燃燒更多脂肪而先做肌力運動，便會在進行有氧運動的過程中做出沒有效果的動作，使得運動無法持久。當然，如果不是能夠按照自我需求調整運動的人，在做出沒有效果的動作時受傷的可能性更高，這點千萬不能忽視。就算沒有受傷，也可能因爲錯誤的動作導致身體累積壓力。

最後，我想借美國重訓專欄作家Paul Rogers的話來下結論。他在自己的專欄中比較並說明這兩種運動方法，他建議如果想減少脂肪，運動時先做有氧運動實際上可獲得更大的運動效果；如果想集中訓練肌肉的話，建議將有氧運動和肌力運動分開做，才是更有效果的方法。他建議要是在肌力運動後想從事跑步等有氧運動的話，那麼肌力運動時以上肢運動爲主；要是想從事游泳等有氧運動的話，那麼肌力運動時以下肢運動爲主。

- 如果運動的目標是減少脂肪，建議在這兩種方法中以有氧運動爲優先。
- 如果運動的目標是鍛鍊肌肉，建議先以肌力運動爲優先。
- 但是這兩種方法的差別並沒有想像中那麼大。

03 空腹下運動，更有效果嗎？

從事諮詢工作，有時候會聽到這樣的疑問：「那個，難道一定得不吃早餐，餓肚子運動嗎？我現在都照這個方法執行，可是完全沒有力氣。」會有這種問題，都得歸因於「早起什麼都別吃，空腹下運動吧！」這種小道偏方。想要減輕體重而運動的人，彷彿把這話當成絕對的眞理般看待。其實，這與前面所介紹的肌力運動與有氧運動的順序一樣，都是可以藉由運動燃燒更多脂肪的方法之一，聽起來具有相當合理的理論基礎。

自前一天晚餐到隔天早餐都沒有進食的話，胃裡沒有東西，血糖也會比平常還要低。值得注意的是，血糖是血液中所含的醣類，如此一來會導致血糖低於平常的水準，而非脂肪。因此如果血糖降低，就等於失去了與脂肪競爭的力量。

這裡再告訴讀者一個事實：「運動當中，脂肪與醣類何者被消耗、消耗多少，取決於運動前攝取了哪一樣。」如果運動前攝取的是醣類，尤其是醣類中較容易被分解的單醣類，那麼就會消耗較多的醣類；但是如果運動前攝取脂肪的話，脂肪不僅在運動當中不太會被消耗，反而有可能拉長消化的時間，引起胃部不適與疼痛。

綜合以上兩者來看，我們可以得到這樣的結論：「吃過早餐或其他東西再運動的話，與脂肪競爭的醣類會被消耗更多，而非脂肪。且血糖會再度升高。」排除脂肪被消耗較少的原因外，最後剩下的只有早起不吃早餐，在空腹下運動的方法了。

這是多麼聰明的方法啊？如今是不是只要在空腹下運動就好啦。空腹下運動，其結果會使運動消耗更多的脂肪。比起正常用餐的情況，這些多出來的脂肪消耗量使脂肪運動消耗量的比例增加約有百分之十～百分之十五。即使這些都具備理論性與實際性，不過在許多方面並不符合現實情況，也不符合運動能力還不夠強的人。

雖然在吃早餐前，血糖處在較低的狀態，但不是說運動當中完全沒有消耗到血糖。我們的身體爲了維持正常的血糖，避免低血糖的狀況發生，就會把目標轉而放在肌肉，藉以充當運動中提供消耗的血糖。這種情況通常出現在飢餓或是過度限制飲食的攝取時，不過因爲會消耗肌肉量，因此不是好的方法。雖然可以立刻看到效果，卻會造成溜溜球效應。空腹下運動時，爲了維持運動中必須消耗的血糖水準，將會造成肌肉被分解轉換爲醣類的情況發生。

還有一項容易被忽略的事實：在我們身體醣類不足的狀態下繼續運動鍛鍊身體的話，我們身體會向腦袋傳遞需要吃東西的訊號。因此，運動後會攝取比身體所需更多的食物，也會比正常情況下運動更容易感到疲累。不僅在運動之外一整天的時間身體活動力會降低，而且把運動當作消耗脂肪的方法，不知不覺也會在日常生活中減少能量的消耗。**越是感到運動後疲勞、不適合自己，潛意識中的補償作用越是強烈**。

一般來說，比起正常攝取食物的狀態下運動，空腹下運動的運動強度將會降低，運動總量也會減少。當然，不管是目前爲止所說的補償作用，還是負面的效果，如果可以自己進行調節的話，情況就會不一樣，但是在此必須強調：故意忍受疲勞與飢餓運動是沒有必要的。

- 早上不吃早餐空腹運動，會燃燒更多脂肪。
- 可是越是剛開始接觸運動，或是運動能力還不夠強的人，空腹下運動越會增加疲勞感，同時促進食慾。
- 空腹下運動，會使糖尿病患者處於低血糖的危險狀態，必須避免。

04 馬上就進行球類運動很危險?!

慢跑、走路等有氧運動，或是使用槓鈴、運動器材、摔角等肌力運動，都是所有運動與身體活動的基礎，但是就表面來看，卻也無比單調與乏味。其實這些都是爲了健康不得不做的運動，也是無可奈何非得如此的運動。因此最好在這當中找出自我的樂趣。

因爲這些運動讓人發出「唉呀，這種東西哪有什麼樂趣啊！」的牢騷、讓人立刻感到不耐煩，討厭這些乏味又無趣的運動的人，便選擇了網球、羽球、桌球、高爾夫等類型的運動。這不是很明智的選擇嗎？既有趣又能兼顧健康，一石二鳥。

當然，網球、羽球、桌球這類球類運動是對骨骼大有幫助的運動。

從事這種球類運動，會立刻讓人氣喘吁吁、呼吸急促，而且每次用球拍擊球或打羽球等球類運動時，就能刺激手腕與肩膀、手肘，增加骨質密度。可是這終究只限於握著球拍的那一手。很可惜這不是強化身體所有骨骼的運動，在肌肉的鍛鍊上也是如此。雖然可達到強化心肺耐力的目標，但是這類運動不只需要體力，也需要技巧，所以如果不具備一定程度的體力，就可能造成運動量不足或運動過量的情況。

拿起鏡子來看，會發現自己的臉並不是完整的對稱。這是因爲咀嚼食物、托下巴、側躺睡覺等原因所造成的，而我們的身體也是如此。肌肉與骨骼只有運動使用到的地方才會變強壯，所以從事使用球拍或是高爾夫等非對稱的運動，反而可能會導致我們身體變得不對稱。越是不年輕、不健康的人，或是除了這項運動外幾乎沒有其他活動的人，越可能出現這種問題。也就是說，**很晚才體會健康的重要性，勉強擠出時間專注於這項運動的情況**

圖①

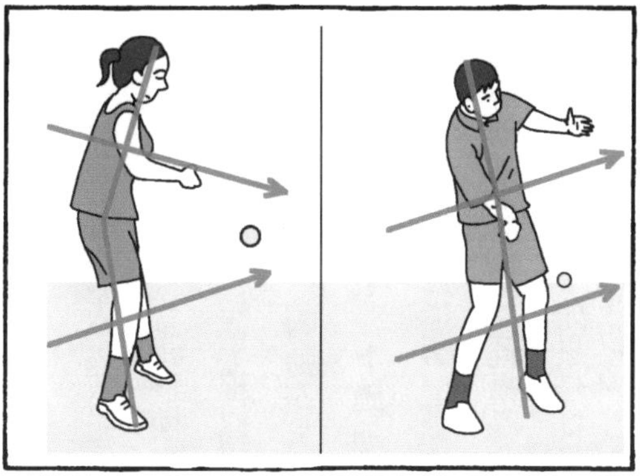

進行使用球拍的運動時，即使從正面擊球，也只使用一隻手臂；必須使用側面揮拍或反手拍時，身體的兩側在非對稱的狀態下施力，與高爾夫相同。

圖②

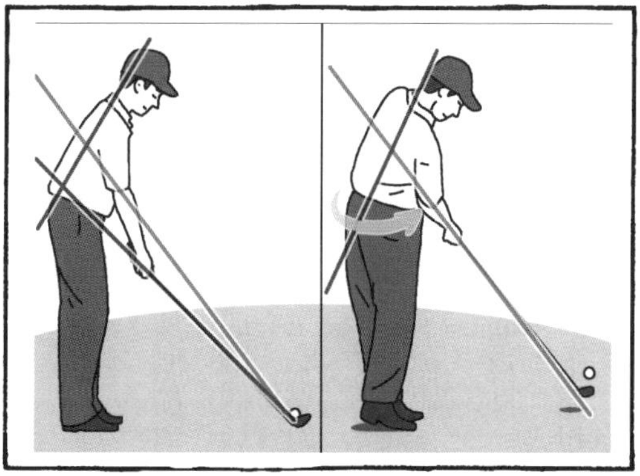

高爾夫揮桿時，作為撐軸的左腳施加更多「壓力」，使身體與臀部向某一方轉動。另外肩膀在傾斜的狀態下施力。

下，其危險性越高。

另外，在身體能力或是肌肉強度不足的狀態下從事這類運動，運動帶給持續使用的關節的，並非運動效果，而是運動壓力。如果是過去沒有運動習慣的人，運動壓力將影響沒有運動經驗的手腕與手肘、肩膀以及腰部與膝蓋等身體各處的關節。

如果是身體健康的人，或是能夠完全適應這種程度的刺激與壓力的人，也許能充分獲得運動的效果；反之，若非這樣的人，便會因爲過度使用身體而出現關節與肌肉的疾病。特別是在腰部的部分，如果重複扭轉身體施力的動作，也有可能造成腰痛與脊椎的疾病。

這種扭轉身體施力的動作，是混合了腰部前後彎曲與伸展產生的壓力、向兩旁彎曲產生的壓力，以及由上往下施加的壓力等綜合型態的壓力。這種壓力稱爲「剪力（Shear Force）」，很可惜因爲從事運動時缺乏效率，越是不熟悉運動，越會出現這種壓力。

這類運動其實並非能輕易嘗試的運動。體重七十一公斤的人，通常打一個小時的羽球能消耗三一五卡路里；如果是打高水準比賽級的羽球，則消耗四九〇卡路里。如果在高爾夫球場內搭球車代步的話，消耗二四五卡路里；如果未搭球車則消耗三一五卡路里。桌球約消耗二八〇卡路里；網球約消耗三〇〇～四五〇卡路里，但是快走約可消耗二五〇～三〇〇卡路里。對於體力不足的人來說，這類運動可能不是輕鬆又有趣的運動，也因爲很難確實做好運動，而無法達到運動的效果。

因爲覺得不能再拖延下去了，無論如何得開始運動，在這種情況下所做的運動，必須做好補強運動，才能同時達到其休閒的優點。經常使用到的部位要在運動後做伸展運動，就算覺得厭煩，還是要做同時使用到兩臂與兩腿的走路、跑步運動和肌力運動。在體力不夠充足的狀態下，最後還是得先暫時收起樂趣。

● 在體力尚未到達最基本的要求下，球類運動與高爾夫之類的運動可能造成不對稱的身體。
● 沒有以體力與技術做爲後盾，將可能因運動過度或是運動不足而無法獲得運動的效果。
● 若體力較差，最好先以有氧運動與肌力運動做爲補強運動，或是在培養體力後再嘗試較好。

05 你是什麼體型很重要嗎？

很多對於與生俱來的體質與體型深信不疑，到了令人不解的程度。有人特別喜歡將自己放入四象體質（譯註：四象體質為韓國傳統醫學觀念，以十八世紀李濟馬《東醫壽世保元》中的「人稟臟理，有四不同」為基礎，並結合各種醫學思想所發展出來。將人分為「少陰人、少陽人、太陰人、太陽人」四種類型。）或血型等分類法中，基於這股迷信，甚至試圖將自己的身體狀態與健康狀態限定在某種框架中，以此作為管理的準則。在運動這一方面也出現相同的情況，經常深信不移且常被拿來使用的，就是「必須遵照每個人天生的體型來運動」的理論。

依照內胚層型、中胚層型、外胚層型三種類型從事運動就是一例，其主要主張為：依照自己天生體型或目前體型的不同，運動方法與營養管理方式也應該有所區別，只有這樣才能有效鍛鍊身體。

猛然一聽還眞覺得有一番道理。不過究竟是否正確？

前面提到的這項理論稱為「胚胎起源說」，根據這項理論，可將人類的體型大略區分爲內胚層型、中胚層型、外胚層型。這項理論也宣稱每個人都有各自不同的體型，根據這個體型規劃與從事運動會更有效果，是很正確的運動方法。

這個名詞源於一九四〇年代美國心理學家謝爾登（William Herbert Sheldon）的體質心理學（Constitutional Psychology）理論。這項理論名爲「胚胎起源說」，主張胚胎內胚層發展爲消化器官；中胚層發展爲肌肉與心臟、血管；外胚層發展爲皮膚與神經系統，這項理論依照胚胎的起源將體型與體格的發展模樣、型態、特性加以分類而占有一席之地。

這項理論曾風靡一時，獲得大量的關注與支持，甚至連「依照各種體型還能夠劃分性格與性向」的說法也應因運而生。因此一度被稱爲「犯罪學理論」，「擁有特定體型的人，犯下特定案件的危險與特性較高」這種說法甚至曾被運用在實際生活中，然而如今已無任何領域適用這項理論了。

不，還有一個領域使用這個理論，那就是運動與體能管理的領域，在這個領域中仍公開地使用這項體型分類法。不過如果能這樣單純地將人類概分爲三種類型，那眞是太簡單又方便的事了，但是問題在於實際上並非如此。

應該有印象曾在某個地方看過下圖（圖③）吧。那是在爲了規劃運動、達到更大的運動效果而翻閱的健身書上，或是在網路上搜尋就能輕易找到的圖片。根據通常會附在這張圖片的說明，對於不同的體型，其特性與型態的說明也不同。

正如圖片中所見，外胚層型的雙腳瘦長，由於屬於體脂肪較少的體型，多用以指稱身材纖瘦的人；中胚層型擁有粗大的骨骼、健壯的身型、少量的體脂肪以及寬闊的肩膀，是容易練出好身材、肌肉發育良好的體型；內胚層型的體脂肪多，腰圍粗，還有粗壯的骨骼。

如前所述，被分爲三種類型的體型各有其發達的部位，因此必須注意不同的體型所造成運動與營養攝取方法的差異。不管是聽到這樣的說明，還是看到這樣的說明，總覺得是非常恰當的理論。一一比較自己的身體狀態與體型，再與之配合，這就好像是血型

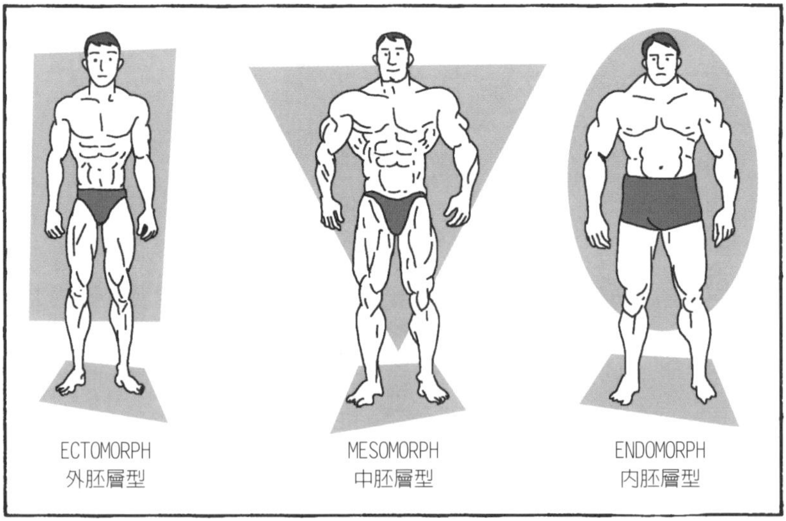

圖③

心理學一樣。

雖然這項理論曾一度被廣泛使用，但是目前在各個領域已是老古董了，足以讓人發出「啊……，原來曾經有過這種理論啊！」的驚嘆。相較於這項理論出現的時代，目前與環境、遺傳、生活習慣等相關的研究已大幅進步，利用其他理論加以驗證，可知這項理論並不符合實際情形。因此，在曾使用過這項理論的其他無數領域中早已失去其價值，但是在規劃運動與訓練的領域仍被廣泛使用。

大概是因爲這種分類法在向對方說明與引起對方動機時，有非常好的效果，在開始實際規劃運動的時間點上，也是很適合的方法。其實所謂按照體型從事運動的說法，與瘦型人的運動、正常型人的運動、胖型人的運動並無太大差異。

不過目前卻因爲對這種體型的錯誤認知與迷信，而導致不斷發生無法按照自我身體狀態從事運動的情況。如果你是身材瘦且手腳長的體型，那麼與其說你屬於外胚層體型，不如說你的體脂肪與肌肉都處在較少的狀態，如此解讀較爲正確。

也就是說，**與其按照這種分類來限定自己，不如以身體脂肪結構與肌肉的分布狀態來認識目前自己的體型，而身體結構的狀態會不斷隨著運動而改變，應該依照自己當時的狀態調整運動才行。**

韓國人體型分布圖

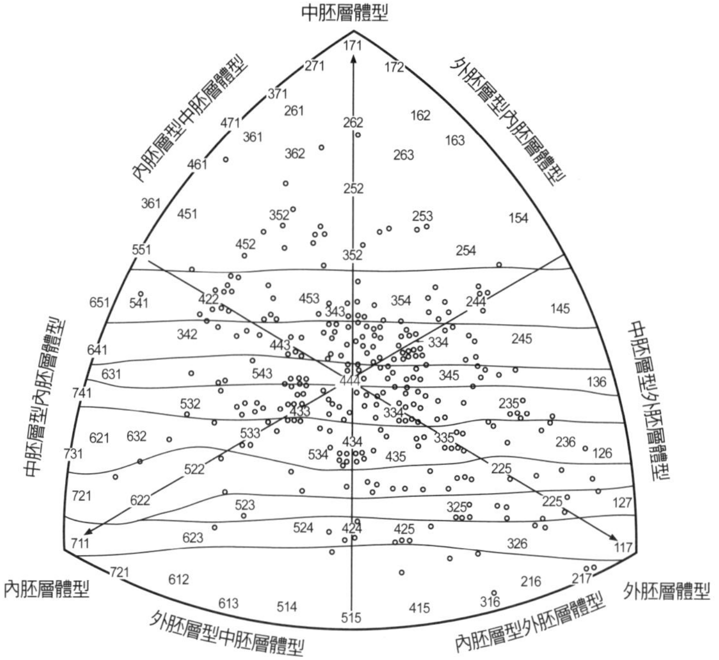
中胚層體型
內胚層型中胚層體型
外胚層型內胚層體型
中胚層型內胚層體型
中胚層型外胚層體型
內胚層體型
外胚層體型
外胚層型中胚層體型
內胚層型外胚層體型

其實看過韓國人的體型分布圖，可知道多數人集中在各種體型分類的中央區域，也可以知道幾乎沒有人是典型的中胚層型、內胚層型、外胚層型體型。大部分的人並不屬於中胚層型、內胚層型、外胚層型任一類型，而是融合了這所有的類型；體型也並非永遠固定，而是隨著運動習慣與飲食生活習慣而持續改變。

追求「按照自己的體型運動」這種海市蜃樓般假象的原因，在於人們希望有爲自己量身訂做的運動。在尋求完全適合自己的運動時，別將自己的體型限定在一定的模式內，而是要**找出適合自己目前體能狀況與身體結構狀態的運動，才是正確的方法**。

● 迷信有適合自己的固定體型，反而可能規劃錯誤的運動。
● 雖然每個人可能都有與生俱來的身體狀態與體型，但是簡單分類爲幾種類型並不正確。

06 你的身體組成分析正確嗎？

加入健身房與運動中心後，通常會先以身體組成分析儀檢測。一般認爲，這樣比單純測量體重更能獲得正確而客觀的判斷。身體組成分析儀已到了「若沒有這個設備該怎麼辦？」的程度，是使用度很高的設備，不同於過去只根據體重與身高的方法，它更能測出脂肪與肌肉的分布狀況。

其實不能因爲體重大幅增加，就視爲是肥胖或過重。就連利用身高與體重就能簡單算出的BMI（身體質量指數），也無法得知脂肪量與肌肉量，所以肥胖或過重的判別，對百分之七十左右的人來說算是正確的資訊，其餘百分之三十左右的人實際上可能並非肥胖。

能夠測得脂肪與肌肉的身體組成分析儀，是利用微小電流通過受測者身體，以電流的反應值進行分析。人體的組成可概分爲脂肪與肌肉，肌肉大致上由水分所組成，電流容易通過；而脂肪則不容易通過電流。這項設備大抵精確，但是因爲它假設人體爲圓筒型，很難全面考量每個人身體不同的彎曲度，而身體的密度也會隨著年齡的增加而改變，因此有

圖④

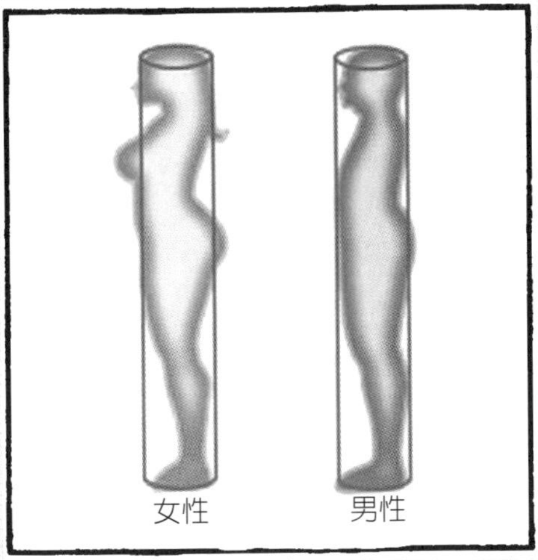

雖然假設身體為圓筒型，但是身體與圓筒型有所差別。

圖⑤

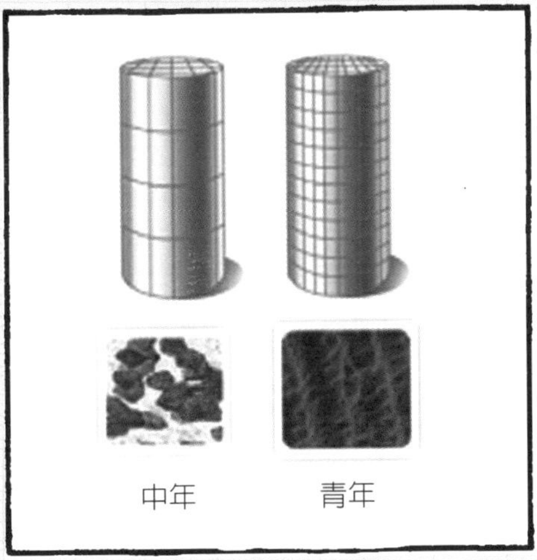

隨著年齡的增加，身體的密度也逐漸改變，因此與實際情況有所差別。

可能與實際情況有所差異。

但是這種誤差在每一間設備器材公司幾乎都有補救辦法，因此仍可以獲得接近自己眞實身體結構與狀態的檢測值。

另一方面，也可能不是因爲身體結構的變化，而是身體本身的變化造成誤差。由於是利用通過身體的電流反應值進行分析，可能因爲體內食物的變化而導致脂肪量與肌肉量出現差異。

不管是喝水、運動過量、喝酒等，都會改變身體的含水量，造成肌肉與脂肪量計算的錯誤。壓力指數高時，反應值也會隨之升高。因此，在測量之前若有過度運動、飲食、飲酒等行爲，將影響機器客觀的判斷。

如果在沒有任何影響因素下測量的話，就能得到接近自己身體狀態的確實數據。測量結果中最重要的資訊，就屬體脂肪率了。這是目前體內脂肪所占的比例，不管是正常體型或纖瘦體型，只要肌肉量與自己體重狀態相比不足的話，就可能被判定爲「肌肉不足型肥胖（Sarcopenic Obesity）」，必須從事增加肌肉的運動才行。

就算是稱爲過重的狀態，也會出現不同類型的結果：有可能是體重過重，脂肪量多；也有可能是體重過重，肌肉量多，但是後者的情況難以稱爲肥胖。另外就算是體重正常，

	脂肪偏低	正常	脂肪偏多	肥胖	過度肥胖
男性	未滿 15	15 ～ 20	20 ～ 25	25 ～ 30	30 以上
女性	未滿 20	20 ～ 30	30 ～ 35	35 ～ 40	40 以上

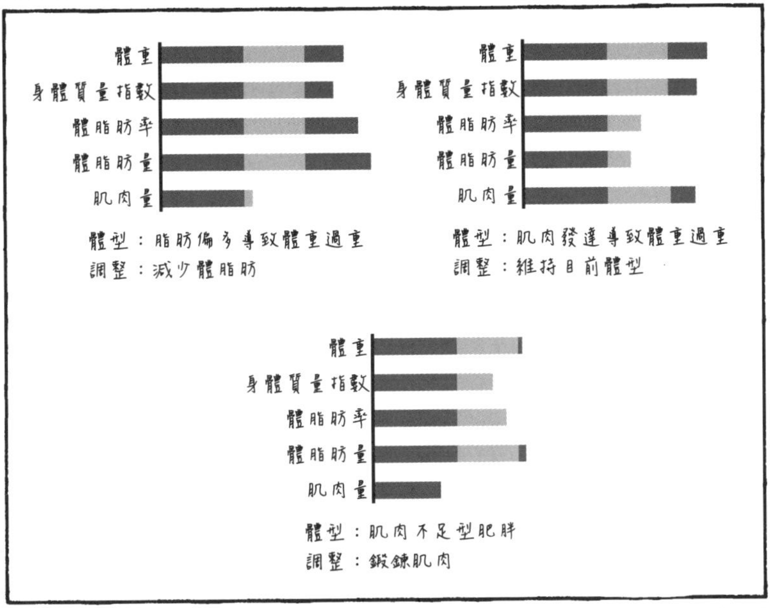

體脂肪量卻過高，如此也難以稱爲正常。

事實上體內脂肪與肌肉所占的比例比體重來得重要，只要這麼想就行了。如果想要細分身體組成分析儀分析出的結果，所有人勢必都不同，不過我們可以發現，這與之前所介紹胚胎起源說的體型分類法有某種程度的相似。

不管是身材纖瘦的人、正常體型的人，還是體重過重的人，內在狀態都與外表有所差異，因此在設定運動的目標時，也應有所不同。另外脂肪與肌肉的分布、體重都會隨著運動而持續改變，因此觀念也應隨身體的變化加以修正。

正所謂「過猶不及」，超過的部分應予以減少，不足的部分應加以補強，朝這個方向規劃運動是理所當然的。雖然維持標準的體重，並以標準的肌肉量爲目標從事運動是理所當然的，但是並非只是用肌肉的「量」來一較高下，均衡提升必要肌肉的「質」更是重要。因爲**現在是講究身體也要「重質不重量」的時代**。

正因如此，比起過度執著於肌肉量與脂肪量的變化，更要將重點放在增加肌肉、減少脂肪的運動方法，才是可取的態度。

- 只測量體重或是身高與體重的方法，很難測出自己實際身體結構的狀態。
- 關注身體結構上的變化比關注體重的變化更爲重要，利用身體組成分析儀是不錯的方法。
- 每次在類似的條件與狀態下使用身體組成分析儀測量，才能獲得正確的結果。

07 只有週末運動有效嗎？

我們都知道規律運動是必要的，可是有許多人爲了節約時間而無法規律運動。雖然徹底感受到運動的必要性，但是又無法規律運動，因此許多人選擇集中在週末運動。

「雖然平日完全無法挪出時間，但是週末就去登山，或是早起就去運動場認眞踢足球。在時間允許的情況下全力投入運動。」

信奉並實踐這種想法的人，稱為「Weekend Warrior」，也就是「週末戰士」。整個星期的生活乖得像隻小貓，一到週末便跑向山間、田間、運動場或是高爾夫球場、體育館，認眞地運動，這些人就是所謂的「週末戰士」。「因為沒有規律運動，運動效果也不大。」這種規勸就算說了再說，他們也會為自己辯白：「在我所處的情況與條件下已做了最大努力，這樣還有什麼問題？」並主張「總比什麼都不做來得好吧？」但是這種運動方式就足以是個問題了。

首先，在與許多同事、朋友一起從事足球、高爾夫、登山等運動的情況下，運動後通常會一起喝杯酒或是共進晚餐。不僅如此，集中在週末或假日的運動，其過度運動或是激烈運動的危險也跟著提高。雖然這些人認為如果不在週末運動的話，不僅沒辦法運動，身體也在毫無活動的情況下白白度過一個星期，但是如果集中在週末運動，就可能永遠都要將休息的時間提前。

「不是啊，喝酒、大吃大喝這種事就算了，現在還叫我們縮短睡眠時間？」雖然很令人費解，但是二〇〇四年哈佛大學在一項研究中，將受測者分為有抽菸、體重過重、高血壓、高血脂症中任何一項的人（高危險群），與沒有以上問題的人（低危險群），發表了身體活動的程度與死亡風險的實際情況。

他們將受測者分爲平時幾乎沒有活動的長坐型生活習慣者、身體活動量不足者、集中於週末運動者以及規律運動者。低危險群的人就算只有在週末運動，死亡風險也可明顯降低，但是如果是有抽菸、體重過重、高血壓、高血脂症中任何一項的人，**只在週末運動的人，其死亡風險要比什麼事都不做的人還高**。

間隔地做不熟悉的運動或是過度運動，對許多中老年人的健康可能造成傷害。當然，並非所有人都會出現相同的結果。就算是偶一爲之的運動，對於能夠忍受運動與樂在運動的健康年輕人來說，週末從事稍微激烈的運動，對於維持體力很有幫助。

然而很可惜的是，對於需要運動的人來說，配合自己的情況在週末付出的一點努力，反而可能成爲消耗生命的行爲。

或許有人要抱怨了：「那麼到底要我們怎麼做？」雖然是一句老生常談的話，但是我想請各位將週末揮灑的努力稍微分攤到平日。尤其是有抽菸、體重過重、高血壓或高血脂症的人，一天就算只有運動十分鐘，也要讓心跳速率維持在比平常高的水準。什麼啊，只有十分鐘算哪門子的運動啊？會有效果嗎？能消耗脂肪嗎？雖然有人會這樣反問，但是**就像是只在週末從事激烈運動可能毫無效果，每天只花十分鐘，卻也可能帶來驚人的效果**。

● 若具有抽菸、高血壓、體重過重、高血脂症等類似危險因子的其中一項，只在週末從事激烈運動反而更危險。

● 請記住，週末的運動並不算是運動，只能說是「休閒」，要注意別太逞強。

● 若是沒有危險因子又健康的年輕人，週末運動是不錯的健康管理方法。

08 一定要做伸展操嗎？

如果有看外國電影的話，偶爾會看見在公園慢跑的畫面。這時主角通常會用力綁緊鞋帶，下一幕便向前奔馳。有些人會出現這樣的想法：「暖身運動呢？還有伸展操做到哪去了？」這是因爲我們已經知道運動前必須做好暖身運動，同時也一定要做好伸展操才可以。

過去如果到溫泉區的話，經常可以看見許多中老年人做伸展操時，會將身體前後擺動。可是不知從何開始，看不見大家做來回擺動的動作，而是維持著不變的姿勢。因爲我們知道這樣做伸展操更安全，對於預防運動前後肌肉的疲勞與運動傷害很有效果。

然而情況在二〇〇二年出現了逆轉。二〇〇二年雪梨大學（The University of Sydney）的赫伯特（Robert Herbert）博士在綜合分析無數的論文後，發表了內容如下的論文：運動前做伸展操，對於預防運動中的傷害與肌肉疼痛並無特別幫助。他也警告，**伸展操不僅沒有效果，反而可能造成更大的危險**。其後雖然仍不斷出現許多關於伸展操於運動前效果的研究，不過大致上結論都放在運動前做伸展操並無防止受傷與肌肉疼痛的效果。

讀到這裡，讀者可能會覺得非常冤枉。腦海中忽然浮現外國電影的跑步畫面，領悟了什麼似的拍了大腿一下。甚至心中可能冒出「啊，這竟是毫無用處的行爲啊！」的想法。

在運動開始的前一階段，專注於靜態的伸展操才是最有問題的。這裡指的是過度專注於做好伸展操，這樣的伸展操結果反而會引發運動中的傷害。在健身房準備進入主要運動前，專注於做好伸展操是沒有必要的。那麼，你心中是否出現「伸展操這種東西現在要廢掉了嗎？」的想法？但是這種想法也不盡然完全正確。

在從事激烈的體育競賽時，或是強度大的運動時，過度的伸展操可能只有些微的效果甚至沒有效果，但是若是和緩的伸展操的話，就算看不到極大的效果，最少還有一定的效果。而且爲了給予心理上的安定，運動前還是要讓身體做好準備。所以如果在運動前做伸展操的話，輕緩地做到讓身體暖和起來的程度較爲適當。

要是從事足球這類運動的話，與其維持一個動作來刺激身體，不如採取膝蓋提高到胸部的方式走路、跑步，或是抬腳後踢至腳後跟碰觸臀部，並於原地跑步等這類動態的身體活動。發揮比運動中使用到的動作稍高難度的暖身運動，可以使運動中表現出不錯的運動能力。

運動前爲預防運動傷害所作的暖身運動中的伸展操，其價值雖然已日漸式微，但是伸展操仍舊幾乎可說是提升柔軟度的唯一方法。儘管運動前做伸展操對於預防運動傷害有一定的限制，不過卻與運動中的傷害等各種原因所導致的肌肉骨骼系統疾病有密切關係。

有運動習慣的人，可能會因為錯誤的運動模式、習慣或是運動的屬性，導致身體發展的失衡；而沒有運動習慣的人，也可能因為平常的生活習慣與活動的模式，導致失衡的情況。這些情況將造成姿勢歪斜，並影響身體的排列結構，而錯誤的姿勢或身體排列結構、身體的發展狀況，將導致運動中無法做出正確的動作，受運動傷害與各種筋骨痠痛之苦。

情況越來越混亂了。究竟是有效果，還是沒有效果？是要我們做，要我們別做？答案是：伸展操另外做。**我們應該跳脫伸展操附屬於暖身運動的觀念，將之視為獨立的運動。**

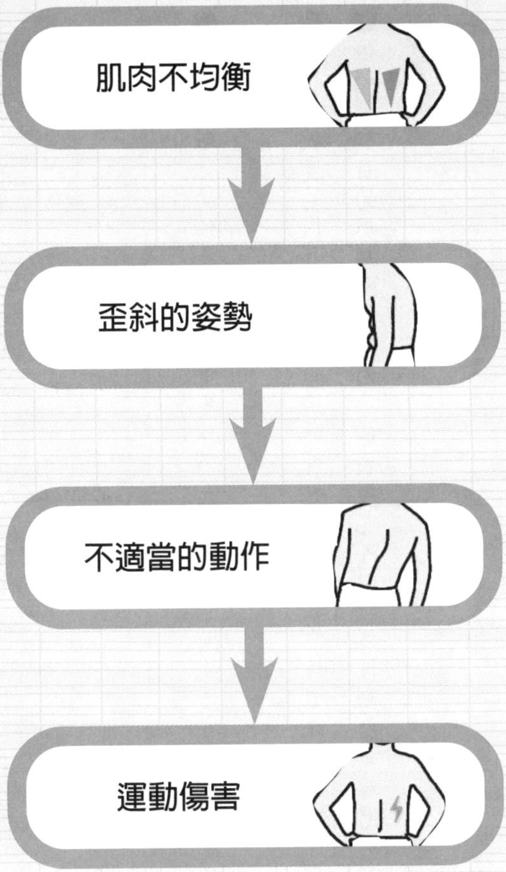

圖⑥

就算你是沒有運動習慣的人，如果你長時間久坐、重複同樣的動作或是做家事的話，伸展操能有效防止因每天相同的運動或重複的動作，造成身體逐漸邁向失衡的過程。與其將伸展操視爲是爲了某個特定時刻或運動而做的，我們更需要養成讓伸展操成爲日常生活的一部分的習慣。

- 運動前所作的伸展操，其重要性已大不如前，因此沒有必要過度執著於做好伸展操。
- 爲了柔軟度的提升與身體的均衡發展，平時也應持續做伸展操。
- 依照運動目的與類別的不同，伸展操也可以做得很動態，與過去有很大差別。

09 暖身運動何時做？

知道運動的先後順序嗎？就算細節不清楚，我們也都知道要先做十～十五分鐘的暖身運動，接著是伸展操，再來是肌力運動或有氧運動等主要運動，最後是包含伸展操在內的緩和運動，這是一般運動的順序。可是這樣一來，就有二十～二十五分鐘無法做原本運動要做的主要運動，不禁讓人有浪費時間的感覺。

大致上若非專門從事運動的人，會在意暖身運動甚至緩和運動的人並不多。然而在這些花費的時間當中，不同情況下也確實有平白浪費的時間。

如前所見，雖然我們對運動前的伸展操有許多評論，但是暖身運動在將身體由非動態轉換為動態這方面，依舊是非常重要的過程。

暖身運動並非剝奪運動時間，而是將血液供給至即將進行運動的肌肉，並提高體溫，藉此改善肌肉的僵硬情況，降低可能因運動造成的運動傷害的危險。

暖身運動能防止心臟與血管忽然受到太大的壓力，也能影響血液中的氧氣與荷爾蒙的分泌，提高主要運動的效率。另外，暖身運動雖然是在進入運動前做好心理準備的過程，不過因爲大多認爲花費這五到十分鐘的時間很可惜，也覺得沒有必要，所以也是常被省略的過程。

可是在有暖身運動習慣的人當中，也有人時間的運用缺乏效率。沒有人會爲了強化手部肌肉而做腿部運動，也沒有人因爲想要粗壯的肌肉而不停跑步。暖身運動也應依照運動的目的而有所不同。

一般認爲，暖身運動只要做到張開雙手跳高、走路或是和緩的慢跑等類似運動就可以了。如果要從事運動的話，自己要做的運動與暖身運動應當要有一定的關聯性。如果就連重要的過程都捨不得投入努力的時間，那麼更應當了解如何善用的方法。

如果想做有氧運動的話，就得選擇與自己要做的運動有類似動作的暖身運動。當然，要比主要運動的強度稍弱才可以。

舉例來說，如果想跑步，運動前的暖身運動應該是緩慢的跑步，或是疾走類型的運動，再自然地推展至原本計畫的運動；如果想跳有氧舞蹈，那麼最好先和緩地做有氧運動時會用到的動作。又如果想做肌力運動的話，雖然也可先做一些和緩的有氧運動等一般的暖身運動，不過在舉重前，也可以先利用較輕的道具做類似的動作。

在從事足球、高爾夫以及網球等運動時，應當先和緩的做與該運動類似的動作，讓身體熱起來。舉例來說，在打網球前先練習反手拍、正手拍、揮拍、步法，是最適當的方法。有透過暖身運動活動身體，使體溫提高的方法，也有以溫水沖洗或沐浴，被動提高體溫的方法。這種方法在做柔和的瑜伽或伸展操的動作時尤其盛行。

現在就連暖身運動也應有效地配合自己想做的主要運動才行。

- 暖身運動盡可能包含在運動中一起做。
- 以最接近自己所要做的運動的動作當作暖身運動。
- 要做到體溫確實升高、有些許流汗的程度。
- 在家做瑜伽或伸展操時，也可以先洗熱水澡。

10 想挑戰鐵人三項可以嗎？

開始運動後，漸漸有了某種程度的自信，就會出現這樣的想法，例如：「既然有在運動，何不參加馬拉松？」或是「對騎腳踏車也有相當的自信，游泳也達到這個程度的話，參加『鐵人三項』，挑戰鐵人的稱號也不錯吧？」

爲了讓生命充滿活力，並持續激發學習的熱忱，而努力鍛鍊自我、參加比賽，這種想法並不是壞事。但是如此帶來的危險，應該是自己要能夠承受的。準備不夠充分，能力也還不足，卻抱著「試試看總會有辦法吧」的想法，這樣更危險。

看過一位從大學時代即爲運動員，目前擔任企業隊選手的馬拉松選手。在大學時代就是被看好的潛力股，學生中無人能與之匹敵。

這位選手每次參加比賽，總會弄傷膝蓋而跛腳。儘管所有訓練與生活都是專爲運動所設計，但是馬拉松是反覆衝擊膝蓋的運動，他的膝蓋後來便出現各式各樣的疼痛。運動的目標不知何時轉向「鐵人」的人，還有即使一開始能力不足，也將「鐵人」設定爲目標的人，就得心甘情願承受比單純高風險更大的危險。換言之，就是將自己推入最危險的處境，其危險性更勝於生活重心全放在運動上，擁有最佳身體條件的運動選手。

就算爲了參加目標較高的運動而接受徹底的訓練，危險性還是很高。然而實際上也會因爲不可能徹底接受訓練，最後導致危險的狀況。因過度運動造成的危險傷害有膝蓋大腿關節的疼痛、腸脛骨束摩擦症候群（Iliotibial Band Friction Syndrome）、膝蓋肌腱炎（Patellar Tendinitis）、脛骨疼痛、跟腱炎（Achilles tendonitis）、足底筋膜炎（Plantar Fasciitis）等各種疾病。

這些名詞聽起來或許覺得很陌生，不過簡而言之，就是膝蓋、大腿、腳掌、脛骨與小腿等所有體內可能出現的傷害的名稱。

症狀不同，造成的原因也各有不同。在上坡與下坡跑步時，或是穿著尺寸不合的鞋子跑步時，由於壓力集中在不同的部位，可能會引發腸脛骨束或跟腱發炎。然而眞正容易被忽略的，是尚未做好準備的肌肉與身體。

多數人有腿部肌力發展不均衡的情況，通常大腿前面的腿前肌群肌力與後面的腿後肌群肌力比例應爲三：二，但是實際情況與正常比例都有百分之十以上的差異。不僅如此，日常生活的習慣也時常導致兩腿肌力不對稱的情況。在準備不充足的情況下反覆激烈地跑步，再加上沒有充分休息的話，壓力與衝擊累積下來，就會造成身體失去平衡而大亂。

引發運動傷害的原因，有驟然增加的運動強度與運動時間的增加等，而在沒有徹底休息的情況下，其危險度更高。

不是說不顧一切盡全力跑步，就能鍛鍊出適合跑步的肌力，所以在大腿肌力的失衡或肌力不足時，未做好防護的關節或是過度使用的肌肉、較少使用的肌肉就會發出疼痛的訊號。

不只有運動傷害的問題，還有一段要對近來吹起的單車風潮潑一盆冷水的話，這是對於過度從事高強度單車運動的警告。西班牙黛安娜・巴蒙德（Diana Vaamonde）博士的研究團隊於二〇〇九年發表報告，指出每週騎三百公里以上的鐵人三項運動員，其精子比正常人要少百分之十以上。

相較於過去，雖然對於腳踏車造成會陰處的副作用或是對前列腺帶來不良影響的誤會多已解開，不過可以很確定的是，過度的訓練使睪丸過度摩擦坐墊、使會陰處因緊身衣而發熱，並出現破壞細胞構造的氧化壓力，對男性來說可能是致命的打擊。

不管是跑完全程馬拉松，還是獲得鐵人稱號，都不是運動的終點。從事不適合自己身體的運動與不符合本身程度的運動，反而可能讓自己的身體衝向終點。因此，必須讓身體準備充分後再運動。不只是單純的跑步和騎腳踏車，更要在休息與營養的攝取、身體的管理方法都在最充足的狀態下面對挑戰與訓練。

運動過度時的反應

規劃好運動，並按照計畫訓練，在這過程中主要有三個讓身體陷入危險的因素，即「太多」「太快」「太早」。在這三項當中，「太多」通常是初學者會面臨到的問題。我們必須清楚了解身體在過量的訓練時所發出的訊號。

- 不易入眠。
- 肌肉與關節出現過去沒有的疼痛與劇痛。
- 疲勞持續累積的狀態。
- 頭痛。
- 早起時，心跳加快。
- 忽然難以繼續完成運動。
- 無精打采，沒有想運動的念頭。

・容易感冒、喉嚨痛。
・食慾降低。
・運動能力降低。

如果出現上述反應的話，別忍耐繼續運動，應先充分休息。還有這些反應的出現是因為運動過度，必須要重新調整自己的運動量。如果忽視身體異常的訊號，繼續運動的話，就可能變成「運動成癮者」。

●別輕率地設定太高的運動目標，或是增加超過自己能力之上的運動量。

●在尚未準備充分的狀態下，過度運動會造成傷害與身體的損傷。

●在身體尚未完全復元的狀態下運動，會引發運動的副作用並降低運動的效果。

11 運動後肌肉痠痛，該忍耐嗎？

我有時會為馬拉松選手等陸上選手檢測體能極限。這是為了瞭解選手的體能水準所做的測試，測試方法的艱苦超越一般人的想像。這時在檢測前需要準備一個東西，那就是塑膠桶。如果到了體力耗盡的狀態，就算是國家代表級的選手，每天可以跑數十公里的人，也會出現嘔吐的症狀。

接著還會不斷出現肌肉痙攣與肌肉疼痛的症狀。瞬間繃緊肌肉、表情猙獰、無法再做任何運動，這就是體力耗盡的時候。

對於肌肉的痙攣或抽筋疼痛這些症狀發生的原因，目前還沒有找到正確的解答，但是卻經常好發於小腿與大腿、大腿的肌肉等處。

這種症狀經常發生於脫水與電解質失衡、肌肉的疲勞以及未使用的肌肉忽然運動時，也發生於運動強度過高或運動時間過長時。如果這種症狀出現在運動中或運動後，應該立刻停止運動，伸展出現痙攣或疼痛的肌肉，或是給予按摩。然而更重要的是，平時就應預防這種症狀的發生。

「別人好像都不會那樣，唯獨我運動就會肌肉抽筋。」

極爲不舒服的肌肉疼痛之所以反覆發生在這些人身上，是因爲錯誤的運動方法與運動前後的管理不當。爲了預防肌肉疼痛的發生，我們必須避免經常出現痙攣的肌肉過度疲勞，在運動後一定要做好伸展。運動前的暖身運動同樣也很重要，因此在運動前，一定要做好小腿、大腿與大腿肌肉的伸展。

在運動時，肌肉反覆處於收縮、放鬆的過程。所以肌肉如果維持在收縮狀態的話，相反的就必須做伸展使肌肉放鬆。由於伸展操能促進肌肉的血液循環，因此建議確實做好伸展操。

除了伸展操外，飲食方面也很重要，尤其醣類的攝取更是重要。因爲在運動前或運動中攝取醣類，能預防肌肉痙攣等症狀。當然充分補充水分也很重要。如果經常抽筋的話，就必須檢討是否確實做好暖身運動或緩和運動，以及運動前或運動中是否攝取充足的水分與養分。

圖⑦

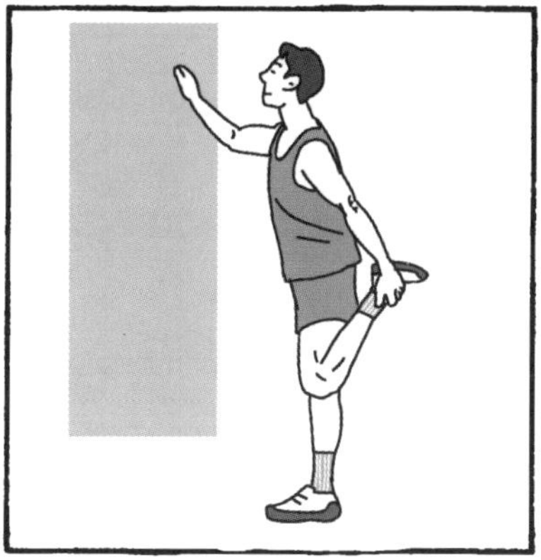

大腿筋的伸展採取站姿，一手抓住腳踝，將腳後跟拉向臀部。

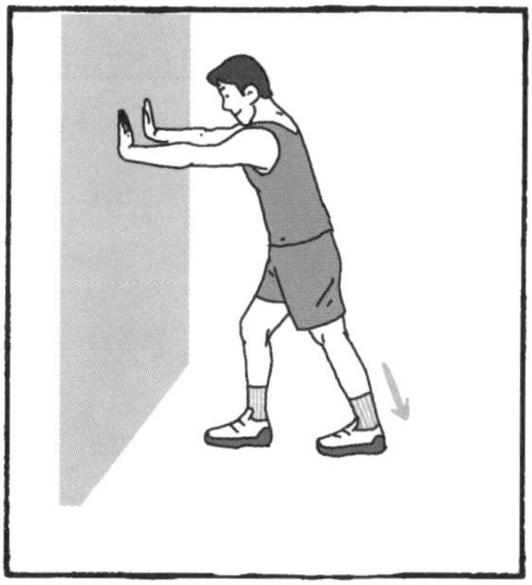

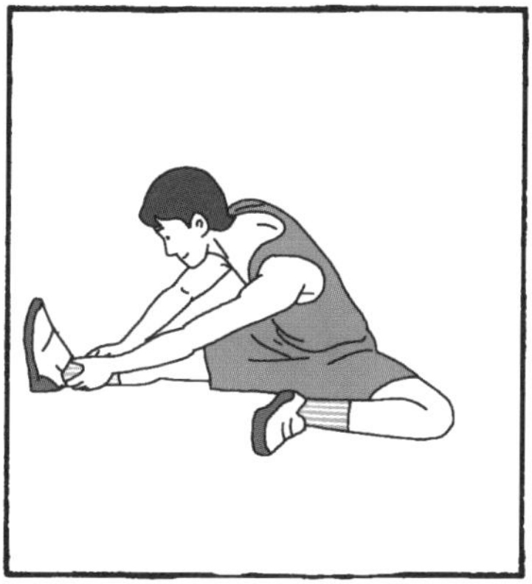

小腿伸展時採取站姿，一腿用力伸直，另一腿向前邁開，身體向前傾斜。

大腿伸展時採取坐姿，一腿彎曲，另一腿伸展並將腳尖下壓，身體向伸展的腿傾斜。

運動結束後的隔天肌肉痠痛，原因出在乳酸？

延遲性肌肉痠痛（DOMS，Delayed Onset Muscle Soreness）有肌肉的疼痛與痠痛、肌肉的僵硬感與腫脹的症狀，大約出現在運動後一至三天內。特別好發於開始新的運動計畫，或是運動強度增加時，經常被誤認為是乳酸堆積所導致，不過其實是因為肌肉纖維遭受破壞或受傷所造成的。透過許多研究發現，延遲性肌肉痠痛是由於肌肉纖維受到破壞而腫大，壓迫到周圍的血管與神經而引發疼痛感。

乳酸常被誤認為是運動後出現不適感與疼痛的原因，不過其實在運動疲勞產生後的數小時內，乳酸就已經藉由血液循環被帶走了。

如果運動後疼痛與不適感持續二至三天以上，建議最好到醫院進行診療。嚴重的疼痛並不是正常的現象。

- 運動後一定要做伸展操。
- 容易抽筋的人，一定有其中的原因。請檢查自己的營養攝取與休息時間、水分攝取量是否充足。

12 水該喝多少？如何喝？

水對於我們的身體有多重要，想必已無須贅言，水在我們體內扮演輸送養分、清除廢棄物的重要角色。另外水也是組織與關節間的潤滑液，並能藉由排汗調節體溫。稍等一下，運動時排汗不是更爲旺盛嗎？沒錯。因爲在運動時大量排出汗水，所以運動時適當補充水分是非常重要的。

越是長時間的運動、運動強度越強，補充水分就不再只是解渴的功能了，而是保護安全的問題。如果大量排汗的話，體液跟著流失，我們體內的電解質也會跟著汗水流失，因此可能造成許多問題。

可是**運動中補充水分，就像我們一天要喝八杯水一樣，都是錯誤的常識**。雖然我們體內實際需要的水份大約八杯水，但是我們所攝取的食物中已經含有大量的水分，所以沒有必要一天一定要喝八杯水。

那麼，讓我們一起來看看運動中補充水分可能發生的幾種狀況。首先，如果在運動中出現頭痛或暈眩的症狀，應先檢查是否爲脫水。再者，如果小便的顏色比平常要濃，或是出現口乾舌燥的情況，可能是因爲脫水所造成，應該先停止運動，補充水分或運動飲料。通常汗水排出的不只有水分，也包含電解質，其中又以鈉的流失最多。就算大量排汗後補充水分，也可能因爲鈉補充不足而引發危險。這時如果過量補充水分，反而更加危險，這就稱爲「低鈉血症（Hyponatremia）」

其實在波士頓馬拉松大賽（譯註：波士頓馬拉松始於一八九七年，是目前全世界歷史最悠久的馬拉松比賽。）的參賽者中，曾有百分之十三的人出現低鈉血症，百分之〇・六的人出現嚴重的低鈉血症。雖然比例不高，但是這種症狀可能會引發肌肉痙攣、嘔吐、方向感失調與昏迷。脫水雖然也可能造成危險的情況，不過其實低鈉血症的發生更爲頻繁。

如果想知道自己是否有脫水現象，可以觀察小便的量與顏色；如果想知道自己是否有低鈉血症，比較運動前後的體重就能知道。

要是運動後體重反而增加，就要小心過量補充水份造成低鈉血症的狀況；相反的，要是體重比運動後要少百分之二以上，就得小心是否爲脫水。

不管是水分補充不足，或是水分補充過量，都會將我們的身體帶向危險的處境，因此不應該輕率地大量飲水，而是要適量飲水。爲了避免飲水不足或過量，最好遵照以下的方法。

——感到口渴的時候喝水。

——沒有感到口渴的時候，就不喝水。

——參加馬拉松時，不要因爲同伴提議要喝水，就在所有供水站喝水。

——就算沒有感到口渴也習慣性喝水，這是錯誤的習慣。

——到目前爲止雖然都宣導在感到口渴前喝水，不過將來應該在感到口渴時才喝水。

排汗引發的脫水症狀，是前面介紹造成肌肉痙攣的原因之一。脫水不只伴隨嘔吐與暈眩，也會使運動效果降低，建議在運動時攝取水分。通常可以飲用的有水與運動飲料，近來也出現色彩繽紛的維他命水。至於應該飲用哪一種，也是很令人困惱的問題。

首先，運動中飲用的飲料可分爲有添加物與無添加物兩種。沒有添加物的，以水最具代表；有添加物的，則有運動飲料與維他命水。

就像廣告詞「解身體的渴」一樣，我們經常選喝運動飲料的原因，在於能快速吸收，並且能補充運動中隨汗水流失的各種電解質。不過**運動飲料中的電解質，最好在超過一個**

半小時的激烈運動後再補充。若非這種程度的運動，就沒有必要喝運動飲料。

運動飲料爲了提供因運動消耗掉的醣類，因此添加了約百分之六的醣類。添加糖類，意思就是運動飲料並非與水一樣○卡路里，實際上每瓶運動飲料通常含有五十大卡左右的熱量。因此如果運動的目的是要減重的話，喝運動飲料不是補充水分最恰當的方法。

美國運動醫學會與美國營養學會並不建議攝取近來因應健康（Well-being）時代所推出販售的維他命水。因爲如果已經從各種飲食中適量攝取的話，就沒有必要額外補充維他命，而且維他命也不是運動中流失的營養素。

最後還有一種在國內尚未正式推出，但是在網路上卻正悄悄地販售，主要賣給從事高強度運動者的能量飲料。這種喝了就能變成超人的能量飲料，通常含有大量的醣類與咖啡因等有助於消除疲勞、恢復活力的成分與提神成分，能使人感到不那麼疲勞，並提高運動的爆發力，受到部分人士的喜愛。

也有人在運動前將能量飲料加入運動飲料內飲用，但是因爲能量飲料含有大量咖啡因，恐促進排尿而造成脫水。不僅如此，也有人喝完能量飲料後運動，在運動後出現暈眩、感覺異常等症狀，因此不宜任意飲用。持續飲用的話，將提高心臟疾病的危險，甚至有部分產品被驗出含有古柯鹼的成分。

●水喝得多不如喝得巧，只要感到口渴時再喝，千萬不可習慣性的喝水。

●如果運動量不大，或是身體並非體力耗盡的狀態，就不需要運動飲料。

●運動飲料約含有五十大卡的熱量，而許多宣稱有效果的飲料也未檢測出確實具有安全性。

13 三溫暖與營養補充會造成身體疲勞?!

運動一段時間後，經常聽到休息與營養比運動更重要的說法。其實讓運動後受傷的肌肉與組織復原，是非常重要的過程，這時候最有效的就是「飲食」與「休息」。可是如果忽略這個過程，或是沒有確實做好的話，就會讓身體變得更加疲勞

「隔天會累」是使人逃避運動的眾多原因之一。說實在的，對於不常運動的人來說，運動是一件非常勞累的事。就算再怎麼適當的運動，如果太久沒有做，或是當下逞強、貿

然爲之的話，那麼隔天就要擔心了。爲了緩解這種疲勞，必須適當攝取營養並多加休息。

若運動消耗掉身體儲存的能量，就得再提供養分修補身體受損的組織，強化組織的能力，醣類與蛋白質就是扮演這樣的功能。

運動後，原本儲存於肌肉的醣類被消耗殆盡，如果持續處在缺乏醣類的狀態下，我們的身體便會開始分解肌肉形成醣類以補充能量。所以**為了阻止肌肉的減少，並加速肌肉的復原，運動後最好補充醣類**。這是使醣類再儲存回肌肉的方法，建議於運動後十五分鐘內攝取。補充醣類，能有助於胰島素再造運動中消耗的肝醣。如果沒有在兩小時內攝取醣類的話，那麼再儲存的量就只剩兩小時內攝取醣類的一半。

另外蛋白質能提供必需胺基酸，藉以重建因運動而損壞的肌肉組織。由於運動促進胃腸內水分的吸收，能有效幫助肌肉的再造，一般認爲醣類與蛋白質的攝取比例以四：一最爲適當。如果蛋白質攝取量高於以上比例，將延遲肝醣的再造與肌肉水分的補充，效果反而大打折扣。

爲了減少肌肉的損失與消除疲勞，營養的攝取是非常重要的，但是過度攝取營養反而會導致脂肪燃燒量減少的後果。其實運動後雖然新陳代謝增加，但是大部分的新陳代謝中，醣類的使用量較脂肪多，**如果為了恢復損失或受傷的肌肉而攝取過量的飲食，這種運**

動補償心理反而會讓身體發胖。

另一項與營養補充同等重要的，便是休息，必需的休息包含洗澡與三溫暖。現在就請讀者仔細回想。和朋友或是身邊的人一起去登山或從事激烈運動後，是否就去了三溫暖？將身體泡在三溫暖內霧氣蒸騰的熱水中，瞬間感到身體揮灑汗水後累積的疲勞一掃而空，不知不覺發出「啊～～眞舒服！」的感嘆。奇怪的是，一到隔天全身便癱軟無力、步伐沉重，每一牽動小腿，就覺得不舒服。

爲什麼剛泡入熱水的心情，到了隔天全變了調？如果從事高強度的運動，或是鍛鍊不常使用的肌肉，肌肉就會受到微小的傷害。加熱受傷的組織，會使因肌肉纖維腫脹產生的疼痛與不適更加惡化，加重發炎與水腫的症狀，所以溫熱的溫泉與三溫暖應謹愼爲之。

相反的，激烈運動後泡入冷水中，能迅速消除疲勞，降低肌肉的疼痛與不適，包括無數的馬拉松選手在內，許多運動類型的選手都偏好這種方法。

其實比起激烈運動後泡熱水或直接休息，將身體泡入冷水，或是採用冷熱水交替泡澡的方式，都能讓身體更快恢復體力。所以許多人習慣在運動後洗溫水澡或將身體泡在熱水、洗三溫暖，這些反而會阻礙身體恢復體力，應盡量避免。

當然泡冷水時，也有必須注意的地方。正所謂過猶不及，身體泡在冷水中只要十分鐘就夠了。如果泡在冷水中的時間超過十分鐘以上，反而可能使肌肉緊縮，變得非常僵硬。

還有採用冷熱水交替泡澡的方法，通常將身體泡在冷水一分鐘後，再泡入溫水兩分鐘，如此反覆三次。但是這種方法的效果，與直接泡在冷水的效果並無太大差別。

- 運動後補充營養至少要在兩小時內，醣類與蛋白質的比例爲四：一。
- 運動後營養補充過量的話，反而可能降低脂肪的代謝。
- 運動後最好避免泡三溫暖與熱水；激烈運動後，建議將身體泡入冷水中。

14 受傷時千萬別用痠痛噴霧劑?!

在運動的過程中，有時會有受傷的情況發生，通常是肌肉的拉傷和韌帶的扭傷。當然除了這些情況外，還有肌肉瞬間的抽筋，或是運動後出現的肌肉痠痛。這些情況發生時，究竟該如何處置呢？

如果只是單純的肌肉疲勞或痠痛，只要適當休息與伸展就可以了；如果是受傷的話，通常有兩種方法可以選擇：第一是利用熱敷，第二是使用冰敷。

將冰塊等冰涼的東西放在受傷部位上，使血管收縮，便可防止血液供應至拉傷的部位而導致水腫，也能預防發炎。

利用熱敷袋的溫熱療法，能放鬆與舒緩身體組織，有助於慢性疼痛部位或僵硬部位的血液循環，但是如果立刻使用於受傷的部位，將促進血液的供應，加速水腫與發炎反應，應盡量避免。

近來對於何時應當使用冰敷或是熱敷，已有一定的觀念，受傷時忽然以熱敷處理的錯誤方式也幾乎不再發生，不過仍有一個我們經常犯的錯誤，那就是痠痛噴霧。運動時，通常準備痠痛噴霧劑的情況比攜帶冰塊要來得常見。不只是在運動中心等體育場地，就連踢足球或登山等戶外活動也頗受歡迎的，就是這種噴霧型的痠痛噴霧劑。

或許有人會非常疑惑：「奇怪，看電視比賽時，不是會拿著什麼東西一直噴嗎？」其實如果看過足球或棒球比賽，都曾看過選手抱著身體某部位在地上痛苦打滾的樣子，這時便會有人跑出來爲他噴上噴霧。

可是這個噴霧劑並非一般所使用的痠痛噴霧劑，而是冷卻噴霧劑。這是爲了在緊急情況時能達到與冰敷同樣效果而使用，具有很強的冷卻效果，禁止近距離使用於皮膚。

運動中受傷時的處置，R.I.C.E

Rest休息：運動中受傷時，應立即停止並休息。

Ice冰敷：以冰袋或毛巾給予受傷部位冰敷。

Compression加壓：按壓受傷部位的動作，能防止水腫的發生。

Elevation抬高：將受傷部位抬高，超過心臟的高度，這是避免受傷部位水腫的方法。

相反的，一般所使用的痠痛噴霧劑大致可分爲兩種類型：一種是具有沁涼效果的噴霧劑，另一種是具有溫熱效果的噴霧劑。具有沁涼效果的噴霧劑較適合使用於運動後的肌肉痠痛，而非使用於運動中受到的傷害；具有溫熱效果的噴霧劑則不適用於運動受到的傷害，也不宜在運動後使用。若要將具有溫熱效果的噴霧劑使用在運動方面，那麼在運動前使用反而更有效果。

雖然痠痛噴霧劑受到廣泛使用，但是應當按照噴霧的類型加以區別使用。一般所使用的痠痛噴霧劑大都不適用於運動中受傷的情況，因此運動時若擔心發生受傷的情況，最好準備冰袋或是便於使用的冷卻噴霧劑。

受傷部位的冰敷方法

1. 盡快為受傷部位冰敷。立刻為受傷部位冰敷，是最有效果的方法。

2. 實施「冰按摩」。即使以冰塊直接冰敷，也不宜在同一部位停留太久，應不斷改變位置。

3. 別忘記抬高受傷部位。在冰敷的同時，應將受傷部位抬高，超過心臟的高度。如此一來更有助於減少水腫情況的發生。

4. 掌握時間。一次冰敷時間以十五～二十分鐘為限，不超過二十分鐘。如果超過時間的話，會造成組織的損傷或凍傷。

5. 完成一次冰敷後，過一段時間再冰敷。完成一次冰敷後，最少要有四十五分鐘到一小時的間隔時間。

6. 反覆數次。雖然可以反覆冰敷好幾次，但是在每一次冰敷前，應先輕觸受傷部位，確認有無異常的感覺，再進行下一次的冰敷。

- 痠痛噴霧劑適用於運動後或平時感覺到的慢性疼痛。
- 運動中受傷的部位，應使用冰敷的方式或冷卻噴霧劑。
- 即使在運動後使用痠痛噴霧劑，其使用的時間點也隨痠痛噴霧的類型而有所不同。

15 維他命與抗氧化劑有礙運動？

被稱爲現代版長生不老藥的抗氧化劑，能減緩生活在心理與生理雙重壓力中的現代人不斷產生的氧化壓力。造成氧化壓力的物質爲自由基（Oxygen Free Radical），不僅會攻擊細胞、降低細胞機能，更會誘發癌症的發生。激烈的運動雖然也會產生自由基，但是適當的運動則能發揮抗氧化劑的功能。平時應適當攝取含有大量抗氧化劑的蔬菜與水果，不過如果情況不允許的話，也可以服用市面上各種的綜合維他命與抗氧化劑。

可是總覺得在運動時服用維他命或抗氧化劑的話，好像會更有運動效果，不過眞實情況並非如此。雖然覺得維他命或抗氧化劑似乎能有助於去除運動所產生的自由基，維持身體健康，但是實際上反而會降低運動效果。

我們都知道，運動對糖尿病患者來說是絕對必要的。因爲糖尿病患者本身處理血糖的能力較差，必須透過運動改善身體處理血糖的能力。這項能力就稱爲胰島素敏感性（Insulin Sensitivity）。

可是如果在服用抗氧化劑（維他命C、E）藥丸後運動的話，便無法提高胰島素敏感性。糖尿病患者運動的首要目的，就在於改善糖尿病，要是出現這種反應的話，那麼效果反倒不如沒有服用抗氧化劑。

即使服用抗氧化劑後運動，也無法得到預期的效果，這樣的情況屢見不鮮。如果在運動時服用維他命C等抗氧化劑的話，甚至可能影響運動能力的提升。當然，這裡所提到的抗氧化劑是藥丸的型態，而非天然食品的蔬菜與水果。

從至今許多的研究、報告與報導來看，**非天然食品型態的化學合成物質，其效果並不顯著，對於運動的效果也極為有限，甚至有可能妨礙運動。**

從蔬菜與水果等天然食品當中獲得的抗氧化劑依舊頗具效果，但是服用抗氧化劑藥丸的效果就像服用方法一樣，簡單卻效果有限，還可能得到負面的效果。其實如果服用綜合維他命或抗氧化劑過量的話，反而會危害到身體的健康。

如果有非得服用抗氧化劑的原因，就沒有必要停止服用，但是若非身體處在營養不良的狀態下，就沒有必要服用。

- 綜合維他命或抗氧化劑反而有礙於運動。
- 比起藥丸形態的維他命與抗氧化劑，蔬菜與水果等天然食品更具效果。

Part 002

有氧運動的真相——你一定得又跑又跳才能減肥嗎？

解答 ——→ 健康運動法 ⑯～㉕

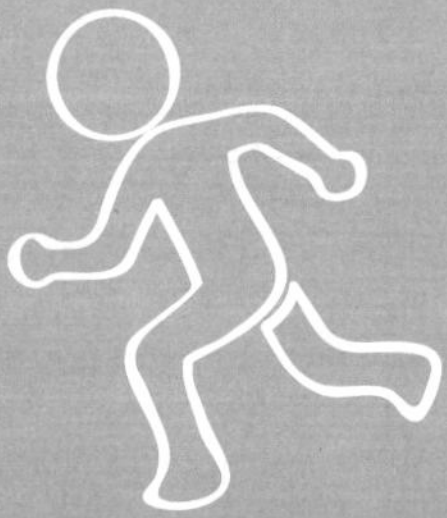

16 不到三十分鐘也有效的有氧運動？

和體型肥胖或是完全沒有運動習慣的人聊天，通常會出現以下對話。「哎呀！最近變胖了得運動才行，但是挪不出三十分鐘的時間，一直沒辦法開始。」「那麼就分成十～十五分鐘來做，或是稍微增加運動強度吧。」「什麼？脂肪不是要在運動三十分鐘後才開始燃燒嗎？就算做十分鐘、十五分鐘，也不會有什麼效果的吧……」

有不少人認爲燃燒脂肪的運動效果就像on/off的開關一樣，打開就能燃燒脂肪，關閉則燃燒脂肪以外的東西。尤其在整整做三十分鐘的運動時，更有這樣的感覺。

如果主張「要是沒有時間，擠出十分鐘來運動也可以」的話，大概會被人白眼，以爲在大放厥詞吧。那也是因爲我們經常聽到別人說：一定要運動三十分鐘才會有運動效果，或是一定要過了三十分鐘才會開始燃燒脂肪。

就算對運動毫不關心，或是對減肥毫不在意的人，多多少少也曾聽說這樣的說法：在有氧運動開始的十五分鐘內燃燒醣類，至少要過十五分鐘才會開始燃燒脂肪。

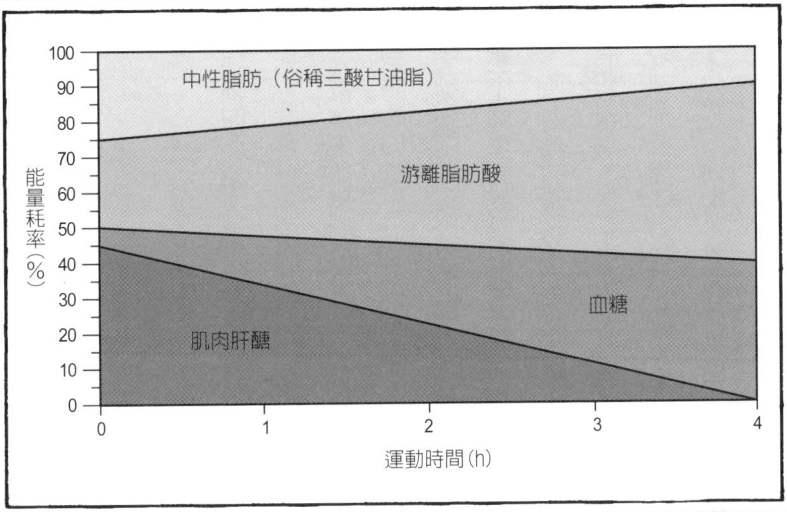

隨著運動時間的增加，脂肪使用的比例也跟著提高，而在運動開始數十秒後，大量脂肪開始燃燒。

所以不管再怎麼解釋「事實並非如此」，也沒有人會懷疑這個說法，這就是對三十分鐘有氧運動的迷信。這個說法因為時常出現在大眾媒體上，就算與事實不符，也很難獲得認同。

這個說法其實「一半對，一半錯」。說是「一半對，一半錯」，其實是有意這麼說的。比起傳達其中具體、詳細的眞相，更想藉此宣導正確的運動方法與運動時間。從事運動達三十分鐘以上更有效果，確實是正確的說法。其實在一開始運動時，身體處在氧氣未充分供應的狀態，能夠快速被拿來使用的能量——醣類的使用比例較高。可是這不是說只使用了醣類，完全沒有用到脂肪的意思。

但是**這樣的觀念卻在大眾腦海中根深柢固，以為好像沒有持續運動三十分鐘以上的話，就無法消耗脂肪，也看不到運動效果的樣子**。

隨著運動時間的增加，所消耗的脂肪也越多。雖然運動十分鐘所使用的脂肪，比起運動三十分鐘以上所使用的脂肪要少，但是脂肪仍在燃燒。

對於三十分鐘運動的資訊與知識的堅信，並未使人激勵自己持續運動三十分鐘以上，而是讓人有「無法做到三十分鐘的運動，乾脆就不做了」的想法。

過去在運動處方相關的教科書中，千篇一律地提倡運動三十分鐘以上，不過如今則提倡時間不允許的話，就分爲十分鐘、十五分鐘，運動總和時間達到三十分鐘以上，或是將重點放在一天的總運動量。

其實根據最新的研究顯示，切割時間的運動與持續三十分鐘以上的運動，其預防心臟疾病、減輕體重、提升心肺持久力等效果並無太大差異。

當然，持續專注於一次性的運動是最有效果的方法，但是如果在條件不允許的情況時，按照自己的情況來運動也可以。**與其因為無法持續運動三十分鐘以上，一開始就不願意嘗試，不如按照自己的情況，就算只有運動幾分鐘也可以，這才是更值得推薦的方法。**

- 脂肪並不是在運動三十分鐘後才開始燃燒。
- 分爲十分鐘或是只有幾分鐘的運動，也有很大的效果。
- 運動應按照自己的情況來進行。

17 甩掉脂肪一定要做到氣喘吁吁？

有氧運動有哪些效果？「讓心臟與血管更有力，並且燃燒脂肪……」接著就停住了。有氧運動的其他效果似乎看不太出來，只有脂肪的增減比較明顯。「脂肪！脂肪！脂肪！」過度執著於脂肪的結果，就出現了「燃燒脂肪最佳的運動方法」這樣的形容詞。一味執著於脂肪，便會產生如此多的誤會與陷阱。

尤其與瘦身相關的領域中，有不少從過去被欺騙到現在，至今依舊被蒙在鼓裡的事情。但是其中有些又具備看似相當合理的科學理論，這時要分辨何者為眞、何者為僞，就不是那麼簡單的事了。

為了燃燒脂肪，最好的運動就是像跑步、走路等有氧運動，這種說法便是其中一例。我們知道在有氧運動中，又以低強度到中強度的運動最適合燃燒脂肪，如果是對減肥頗有所關注的人，也許會將這個說法奉為圭臬。

許多接受這種說法的人，為了消耗脂肪而採用強度非常低的運動。觀察生活周遭，經常可以看到有人在公園、運動場，甚至是健身房，花上一～二小時的時間走路，看起來一點也不辛苦。如此不停行走的人，也發出了這樣的抱怨：「每天運動了好幾個小時，可是一點也沒變啊。」

但是如果問說低強度與中強度的運動強度是否在脂肪大量燃燒的最佳脂肪燃燒區間內，還有在這個運動強度下運動是否更有效果，一樣只能回答「一半對，一半錯」。

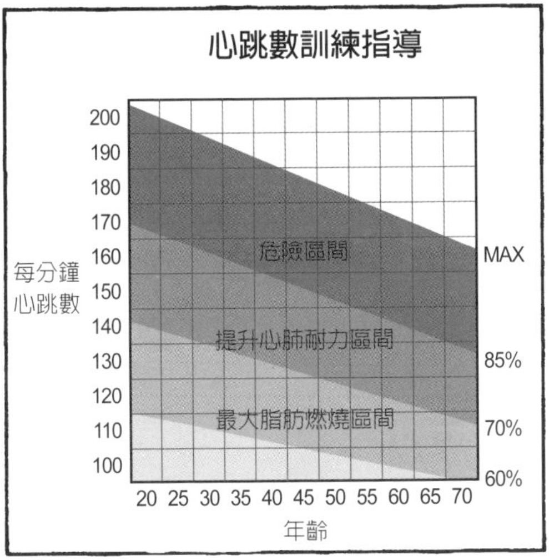

健身房經常可以看見的訓練指導，受到多家跨國運動用品公司的廣為宣傳。

其實運動強度越低，脂肪占運動時所消耗的能量比例就越大。

正如運動中使用的能量比例圖所示，在燃燒時不太需要氧氣，並且能夠快速利用的醣類，會隨運動強度的增加而被大量消耗；相反的，在分解時需要大量氧氣的脂肪，其比例隨運動強度的增加而減少。

所以我們所知道的最大脂肪燃燒區間是存在的，這個區間通常是在強度

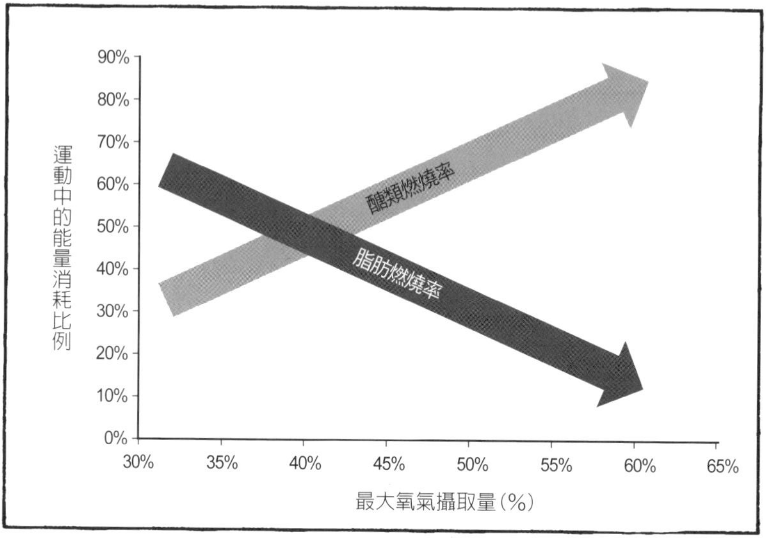

運動中消耗的能量隨運動強度的增加，脂肪使用的比例越低，醣類使用的比例越高。

低的運動，上述的說法可說「一半對，一半錯」。偶爾可以在健身房看到的心跳數訓練指導的圖表，並非全是謊言。

到目前爲止所說的，大家是只知其一，不知其二。

可是另一半的眞相就隱藏在先前的內容中。雖然脂肪在低強度運動時使用的比例較大是事實，但是不表示低強度運動時燃燒的脂肪量較多。

強度越低的運動，脂肪占能量消耗的比例就越高，不過運動的強度越高，運動中消耗的能量也越多，就算脂肪燃燒的比例稍微降低，脂肪消耗的總量也會隨運動強度而增加。

假設有一位體重約六十公斤的女性正進行心肺耐力運動，那麼讓我們來看看，卡路里

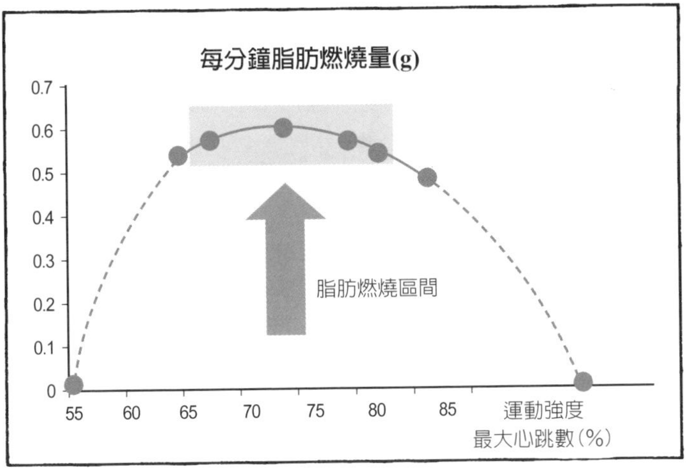

與運動中脂肪燃燒有關，而非脂肪燃燒比例的運動強度。

的消耗會隨運動強度出現什麼樣的差異。一般來說，大家所知道最適合燃燒脂肪的運動強度約爲百分之六十，在這個運動強度下平均每分鐘可燃燒四．八六卡路里；再提高至百分之八十的運動強度，每分鐘可消耗六．八六卡路里。在這當中，脂肪在低強度運動時消耗百分之五十的脂肪，而在高強度運動時消耗百分之三十九．八五的脂肪，可是因爲消耗的總能量有所差別，所以實際上在高強度的運動下消耗更多脂肪。

其實脂肪的消耗量隨運動強度的增加而提高。當然，運動後一段時間內上升的能量消耗量，也比運動強度低時要消耗得多。

因此，**如果要在同一段時間內或是短時間內運動的話，運動強度稍高的運動會更有效果**。

雖然與我們實際所了解的不同，不過確實有脂肪消耗較多的區間。這並非我們所認識的脂肪燃燒「比例」的區間，而是「量」的區間，也就是達到身體最大心跳數的百分之六十五至百分之八十五，後面會再針對最大心跳數進行討論，在此先以燃燒脂肪最佳的運動強度理論總結。**如果想持續長時間運動的話，站在健康上的考量來看，從事中強度的運動是較為明智的選擇。**但是如果想在有限的時間內運動，又不會對體力與健康造成負擔的話，請記住：過度執著於「最佳運動強度」，反而可能無法達到最有效果的運動。

透過運動燃燒脂肪「量」比「比例」更重要

「有可以燃燒更多脂肪的運動時間與運動強度」，能繼續滿足這類迷信的誘人理論，背後通常有相當合理的依據。這些理論如果只看其中一部分，確實沒有問題，可是與事實卻有極大的差異。

就算不是本書提到的內容，脂肪在運動或身體活動中也是經常被使用，不像開關一樣可以自由控制的東西，所以運動時如果將重點放在脂肪使用的「比例」，就很容易忽略了實際脂肪使用的「量」。

● 運動必須要感受到一定程度的「吃力感」，才會有好的效果。

- 一味執著於低強度的運動，便無法燃燒大量脂肪。
- 就算看似有完美的科學理論根據，如果將「消耗量」帶入檢視，經常會發現與事實並不相符。

18 利用科學方法來運動合適每個人嗎？

「運動已進入個人化運動的時代，按照專屬自己身體的方法運動吧！」如果看到類似的句子，就覺得好像另有專屬於自己的運動與運動方法一樣；如果聽到「如今已進入運動也講求科學的時代」，就會想要以科學的方法來規劃自己的運動。如果試著去尋找更具運動效果的方法，最先找到的，大概就是利用心跳數的方法。一般來說，利用最大心跳數來決定運動強度是很有幫助的，這個理論不僅廣爲流傳，也受到廣泛使用。但是要說這是完全正確的方法，卻也不盡然。

最大心跳數公式由一九六〇年代後期的運動心理學家威廉・哈斯卡爾（William

Haskell）博士與心臟醫學專家山姆・福克斯（Sam Fox）所發明。

就在兩人一面標示各年齡層的最大心跳數，一面討論時，偶然發現「220－目前年齡」的公式。這項公式目前受到許多想要更有系統、更科學地從事運動的人所採用。

在這種情況下發現的最大心跳數公式，大致上是正確的，但是正如發現過程中的偶然與年代久遠，其中的缺點倒也不少，包括無法反映運動能力的差異，也不適合用於年紀大的老人家。但是其中更明確傳達出的，是運動的程度應超越「流一點汗」「有點喘，但可以對話」的抽象感覺，做到「你所擁有的運動能力的百分之六十」，也因此開始廣爲流傳。其實爲了能夠將這項公式應用於健身產業中，也不是沒有效果被誇大的部分。

但是因爲有些人適用這項公式，有些人不適用的問題，繼「220－目前年齡」的公式之後，也出現了各式各樣的公式。目前最新的公式是在二〇〇七年發表的「206.9－（0.67×年齡）」。據說這項公式在目前所出現的公式中，較能精確反映出最大心跳數。而融合既有公式，並能彌補誤差與錯誤的，則是「217－（0.85×年齡）」的公式。這項公式計算出的最大心跳數，應按照下列各種情況予以增加或刪減。

——三十歲以下，體力較好的人或運動選手，應將計算出的最大心跳數減三。

——五十到五十五歲，體力非常好的人加二。

——五十五歲以上，體力非常好的人加四。

這項公式應用於划艇機（Rowing Machine）時須減三；應用於腳踏車時需減五。

雖然有比過去更精確地計算出自己最大心跳數的方法，但是「220－目前年齡」的方法依舊被廣泛使用。原因不只在於這些公式並無太大差異，也因為沒有經過實際測量的話，不管使用任何方法都會產生誤差。

如果想要算出趨近於自己實際情況的最大心跳數，除了帶入自己的年齡之外，還要帶入安靜時的休息心跳數來算出儲備心跳數（HRR：Heart Rate Reserve）。在決定要以何種強度運動後，就可以算出對應的心跳數，其公式為「〔（220－目前年齡）－休息心跳數〕×運動強度＋休息心跳數」。

可是根據實際觀測無數足球選手與馬拉松選手的最大心肺功能的經驗，選手們「覺得吃力」的心跳數，其實大多與一般人的最大心跳數接近，而一般人也常出現心跳數過高或過低的現象。

對於熟悉運動、體力良好的人或運動員來說，即使達到最大心跳數的百分之八十，在身體活動上也感受不到太大的困難。可是對於不熟悉運動的人來說，就算只是三十多歲，也有不少人的最大心跳數只能達到一四〇的水準。此外，高血壓患者也會因爲自己所服用的藥物，而降低心臟的反應。如果說以上情況都是例外的話，那麼情況例外的人可謂多如過江之鯽。如果以計算出的最大心跳數來運動的話，其實對於大約百分之三十的人來說，從事相當於自己能力百分之八十的運動都算是強度過高的。

因此，**與其計算最大心跳數再來運動，不如在跑跑步機時改變速度與傾斜度，慢慢測試自己所能達到的最大心跳數在何種程度，才是最正確的方法**。

而且這種利用最大心跳數的方法也可能出現誤差。其實若非分析運動中的呼吸的方法，其他任何方法都可能產生誤差。所以如果被「科學」「量身打造」的形容詞所迷惑，執著於與自己相去甚遠的運動，反而會使運動成爲有害之物或是無用之物。也許「流一點汗」「有點喘，但可以對話」才是更正確的運動強度。

- 利用最大心跳數算出運動強度的方法，沒有想像中的正確。
- 若不了解自己實際的最大心跳數，就照著自己的感覺與運動感走。
- 利用最大心跳數公式時，也要將自己安靜時的休息心跳數帶入公式內。

19 每個人都有自己的運動節奏與感覺嗎？

那麼，就沒有兼顧科學方法的運動強度與自我感覺的運動方法嗎？如果將這兩者作某種程度上的結合，就可以達到更有效果的運動。幸好有融合這兩者的方法，而這就是利用自己特有的運動節奏，並且在運動時忠於自己的感受。自己的節奏或感覺究竟是什麼，可能有人還不太清楚。

爲了增進健康與燃燒脂肪所採用的「中強度運動」，通常被認爲是治療所有疾病的萬靈丹，如果以任何人都能輕易著手的步行作爲中等強度的運動，對於健康是很有幫助的。再加上這種方法不會因人而產生誤差，所以是再好不過的方法了。

當然，運動的強度可以由速度或心跳數等條件來決定，但是這些方法帶有的誤差在前面已有說明，如果想要用維持自我節奏的方法來代替，那麼可以使用「步伐數」來決定運動強度。由於每個人的步伐節奏各有差異，如果要以「220－目前年齡」等方法來統一這種差異，進而決定運動強度，不如**維持每個人自我的運動或步伐節奏，並且提高這種節奏的**

頻率，才是更適當的方法。

那麼該走多少步才恰當呢？爲了求出步伐數與運動強度的關係，聖地牙哥州立大學賽門・馬歇爾（Simon J. Marshall）博士率領的研究團隊比較運動中呼吸所排出的氣體，分析「實際運動強度」與步伐數的關係。經過上述過程，得到這項結論：一般人如果每分鐘約走一百步，就能夠達到相當於中等強度運動的代謝效果。

換言之，只要維持平時步行的模式，並提高步伐頻率，則「實際運動強度」便可到達中等強度的水準。如果未具備相當過人的體力，或是體力的狀況處在較低的水準，就能以這種方法輕鬆決定適合自己的運動強度。

男性每分鐘適當的步伐數位於九十一～一一五步的範圍內，女性則位於九十二～一〇二步的範圍內。也可以說，在九十～一一五步的範圍內決定自己的步伐數來從事運動，是設定運動強度非常有效的方法。而且這個方法也具有能使用計步器來監控運動過程的優點。

記錄與觀察自己運動的方法，能有助於維持運動習慣，並保持在一定的水準。在利用步伐數做運動時所使用到的計步器，不僅容易取得，價格也很便宜。用來記錄與觀察心跳數、距離、速度、運動量等的心率監視器、GPS、計速器等儀器，大多不是嫌累贅就是價格不菲，如果運動的目標在於追求健康，便不會經常使用這些儀器；如果是計步器的話，情況就大爲不同了。

如果是長度三十分鐘的運動，只要在三十分鐘內確認是否走了三千步就行了。如果無法達到這個水準，只要稍微加快速度就可以；如果感覺沒有過去吃力的話，將步行節奏提高至三一〇〇～三二〇〇步即可。不僅輕鬆方便，也不笨重，甚至更接近多數人的「適當運動強度」。

不過就算利用自我節奏來從事運動，也有一個必須要考慮的問題。長時間規律運動卻看不見效果，原因之一就是一味因循固定的模式。一開始運動時，可能抱持著遠大的目標，一邊計算自己的心跳數，一邊運動，也可能以稍微感到吃力的強度運動。

不過這種程度在進入某個時間點時，就會轉變爲輕鬆的感覺，那是因爲身體已適應了運動。每天同樣的距離、同樣的速度、相同程度的阻力運動（Resistive exercise），只要經過一段時間，便失去了效果。因此應當逐漸提高運動的強度與運動量，以提升自我的體力與能力。

也許有人會想「我又不是要變成超人……」，但是身體已經適應了運動的意思，就是在說：就算維持先前同樣程度的運動，早已適應的身體會用更少的能量與能力來運動。爲了繼續維持相當於一開始辛苦得來的運動效果，後續也應該按照自我能力的提升進行調整。

●對於自己該如何運動毫無頭緒時，就以一分鐘一百步的步行速度來做運動吧。

●利用計步器測量自己步行的速度與步伐數，比單純走路要好。

●如果感受不到某種程度的「吃力」，則稍微增加步伐數；若是難以持續下去，則減少步伐數。

20 剛開始運動的人要用什麼方法？

儘管運動方法五花八門，但是至今提升心肺耐力與燃燒脂肪最有效的有氧運動法，當然就屬跑步最具代表性。大家都知道，跑步是以相同的強度持續運動三十分鐘以上的方法，不過另一種不斷變換強度的間歇式訓練方法也受到普遍的應用。

近來對於間歇式訓練的關注日益提高，因爲間歇式訓練被證實花費時間比維持相同強度的運動方法要短，卻能得到更大的效果。也就是說，這是在短時間內可以獲得極大效果的方法。

加拿大吉巴拉（Gibala）博士在二〇〇八年發表於《應用生理學期刊》（Journal of Applied Physiology）的論文中提到：二．五小時的高強度間歇式訓練，與十．五小時的傳統訓練法出現相同的肌肉變化。而間歇式訓練比起相同強度的持續訓練，其運動後能量的消耗更大幅提升。

以下列舉間歇式訓練可以預期的幾種效果：

可以消耗更多的卡路里：一般來說，間歇式訓練法是比持續訓練法強度要高的運動，所以即使運動的時間短，使用的總能量也相差不遠。

提升心肺耐力：原本間歇式訓練就是提升選手心肺耐力的訓練法，在提升心肺耐力上有顯著的效果。

擺脫運動的無趣：持續以同樣的速度運動，對任何人來說都是再乏味不過的事。不過間歇式訓練的時間短，又能帶給持續運動變化，不會讓人感到無趣。

高強度的運動會產生代謝廢物，使肌肉感到痠痛，不過間歇式訓練則是反覆休息期與高強度的運動期，如果能掌握好強度的調整，就能在兩個高強度運動期之間的休息期減少代謝廢物的形成。

間歇式訓練不只是相對上用較短的時間運動，還具備無數的優點，因此也被稱爲是爲忙碌的現代人量身打造的最佳運動法。所以近來經常可以看到許多應用間歇式訓練的例子。不過並不是說擁有許多好處，就一定適合所有人。因爲與效果同等的危險也會找上門來。

如果是至今尚未具備充足的運動經驗，也沒有規律運動習慣的人，那麼先以傳統的持續訓練法來運動較爲適合。尤其對有高血壓、糖尿病等慢性疾病的患者來說，間歇式訓練更非合適的運動法。過度的運動反而可能成爲壓力，加重身體的負擔。

運動自覺強度RPE（Rating of Perceived Exertion）——10 Scale

1. 收看電視的感覺。
2. 運動的節奏能夠維持一整天的輕鬆感覺。
3. 雖然仍感到輕鬆，不過呼吸稍微吃力。
4. 雖然有些微出汗，不過感覺舒適，能夠自在對話。
5. 稍微超出輕鬆的感覺，流汗的量增加，不過仍能像先前一樣對話。
6. 雖然仍能對話，但是呼吸變得急促。

7. 雖然仍能對話，但是不想說話，大量排汗。
8. 能勉強回答問題，運動的節奏只能維持短暫的時間。
9. 快要斷氣的感覺。
10. 已經到了盡頭的感覺。

所以如果是體力不佳、沒有運動經驗的人以及慢性病患者的話，在從事間歇式訓練前，應先向醫生或專家深入諮詢。此外，就算再怎麼注意，也因爲間歇式訓練是高強度的運動，不能疏於對傷害的預防，而且不只是運動中發生的傷害，對於關節所累積的衝擊也必須多加留意。因此，**間歇式訓練比任何運動還要強調暖身運動的重要性**。

如果從事間歇式訓練的目的只是單純爲了節省時間，而省略了暖身運動的話，可能有好一陣子都無法接觸運動了。而且高強度運動所產生的代謝廢物，必須經過良好的強度調節才會有好的效果，對一開始投入間歇式訓練的人來說，並非完全適用的。

初學者的間歇式訓練法

如果想踏入間歇式訓練，在一開始得先有初學者的自覺。

・將高強度運動期設定在較高的等級。超越自覺運動強度中能夠輕鬆運動的水準，達到出現排汗，尚能交談，但是呼吸感到急促的程度（五～六級）

・在休息期的運動強度為稍微流汗，能一邊運動一邊對話沒有障礙的程度（四～五級）

一開始接觸間歇式訓練時，請別讓兩階段的運動強度出現太大差異。

如果想熟悉上述方法，並且達到更高程度的話，應採取以下方法：加大休息期的運動強度與運動期的運動強度之間的差異，並縮減休息期的時間。

暖身運動	休息期	運動期	休息期	運動期	休息期	緩和運動
5分 PRE 3～4	3分 PRE5	1分 PRE6	3分 PRE5	1分 PRE6	3分 PRE5	5分 PRE3～5

21 利用啞鈴與重力沙包，缺點更多？

要做肌力運動？還是跑跑步機？經過一番思索，於是兩手舉起不算重的啞鈴，開始奮力地跑起跑步機。「這樣一來，就會更有運動效果吧？還能甩掉討人厭的蝴蝶袖呢。」這眞的是聰明的選擇嗎？還是這只是自欺欺人的小伎倆？

想要更快燃燒脂肪，想要讓下垂的蝴蝶袖變得更加緊實，從這種渴望中衍生出的舉啞鈴走路法，純粹是一場誤會。一般認爲如果走路或跑步時手持重物的話，也就是手舉啞鈴走路的話，運動會變得更加吃力，燃燒更多卡路里，因而減少脂肪。人們以爲在手舉重物的狀態下揮動手臂走路的話，蝴蝶袖好像會變得比較結實，甩動的贅肉也會消失的樣子。

如果身邊有帶著這種迷思的朋友，又有某些人完全相信這種效果，並大力向你推薦的話，當下便會覺得這就是我所需要的運動。進入購物網站瀏覽，便可輕易找到輕巧可愛的小啞鈴。受到一公斤、二公斤粉紅小啞鈴所誘惑而購買，拿在手上走路的那一刻，究竟出現了什麼樣的改變呢？是否正如原本期待的，消耗更多的卡路里，脂肪被甩掉了呢？

走路與跑步是利用到身體體重的「負重運動」。因此手舉啞鈴走路的話，重量當然會比自己的體重來得重，負荷力增加，以同樣的速度走路便會消耗更多的卡路里。以體重七十公斤的人來說，以時速五．六公斤稍快速度在平地上行走三十分鐘，約可消耗一四八卡路里公斤。不過如果在兩手各加上一公斤，總和爲二公斤的重量的話，則可消耗一五二卡路里。如果覺得還不夠，各加二公斤，總和爲四公斤的重量的話，頂多消耗一五六卡路里。兩手舉著共四公斤重的啞鈴走路，如此辛苦三十分鐘所獲得的代價，只有八卡路里。當然，運動方式的不同，也可能比上述方法消耗更多的能量，但是最多不超過十五卡路里。消滅一公斤的脂肪，需要一八〇〇卡路里。讓我們來算算以這種方式運動可以得到多大的效果，假設整整兩年都舉著二公斤重的東西運動的話，其結果只能減去一公斤的脂肪。當然這個情況必須在消耗的卡路里全來自於脂肪的情況才成立。可是爲了這八公斤，究竟有可能放棄或者失去了哪些東西呢？

第一，步伐的幅度變窄，走路速度變得比平時要慢。由於在體重外加上重量，使得走路步伐變窄，或是走路速度變慢，這些後果只換來那微不足道的八卡路里的熱量。

第二，如果手舉二公斤啞鈴走路感到有點勉強的話，在走路時身體便會向兩旁傾斜，同時帶給大腿與腳踝、小腿更多的壓力。這種壓力累積越多，越可能導致受傷的後果。

第三，一邊舉啞鈴向兩旁擺動，一邊走路，並不會爲肌肉的鍛鍊或刺激帶來顯著的效果，反而會加重肩膀與手肘關節的負擔。

最後，以這種方式運動，還可能失去平時自我的節奏。忘了正常的運動方法，變得越來越難擺脫錯誤的動作。

如果想獲得更大的效果，最好維持自我的節奏，以稍快的速度行走，或是延長運動的時間。這比手舉物品走路更有效果，也能消耗更多的卡路里。

也許有人會在這裡冒出類似這樣的疑問：「那就不要舉啞鈴運動，把重力沙包綁在腳上走路怎麼樣？」其實重力沙包和舉啞鈴運動是一樣的道理，都會讓人偏離正常行走或跑步的動作。特別是腳跟無法自然的接觸地面，而是蜻蜓點水似的走路，導致在從事正常運動和給予刺激的運動時，肌肉的發展出現差異。另外，因爲在綁重力沙包運動時與卸除後身體的平衡感變得遲鈍，因此有可能失去平衡而跌倒。

其實減去手中的重量，將時速加快約一公里的話，就可以消耗等同於兩手各舉一公斤啞鈴的卡路里量。如果是在跑步機上運動的話，只要將傾斜度調高百分之二，也可以獲得幾乎相同的效果。這麼一來，還有必要做一些會造成壓力累積於肌肉的運動嗎？

一般人常誤以為越重、越困難的事，越可以帶來更大的效果，但是在運動這方面，其實有很多不全然如此的情況。不只是步行運動，經常能在家中做的運動，例如呼拉圈，也同樣是有氧運動，不過與其將它們稱爲有氧運動，不如將它們看作是融合趣味與多樣性的運動，並具有燃燒卡路里的效果更爲合適。如果爲了獲得更大的運動效果，而使用更大、更重的呼拉圈，會變得怎樣呢？這時隨著重量與大小的增加，離心力（Centrifugal force）也跟著變大，因而更加吃力。反倒是越小、越輕的呼拉圈，消耗的能量越多。

●以舉啞鈴或是綁重力沙包的方式走路或跑步，難以表現正常的運動動作，並使身體累積壓力。

●雖然這些方法能夠消耗更多的卡路里，但是消耗的量不多，以正常、自然的方式運動才是更有效果的方法。

22 倒退走，可能有危險？

有一個經常在快要忘記時，就會在電視上又看到的畫面。內容是某個人正在倒退走，這時記者追上前一邊採訪，下一幕便是由專家針對倒退走的優缺點進行說明。

各位或許曾經從廣播或大眾傳播媒體聽到這樣的說法：倒退走比向前走使用更多的肌

肉，也消耗更多的能量，具有減肥的效果。媒體上也多次介紹倒退走有益於膝蓋關節的資訊，因此對倒退走效果堅信不移的人比想像中要多。可是所有人都需要倒退走嗎？

其實倒退走與向前走有所不同，**長久以來，倒退走能帶來正面效果的事實並未受到關注**。可是進入一九八〇年代後，倒退走運動在下肢復健訓練課程中頗具效果的事實開始廣爲流傳。許多人如此說明倒退走運動的效果。

第一，倒退走或倒退跑使用更多的肌肉。比起向前走更能使用到腓腸肌（Gastrocnemius）、脛前肌（Anterior Tibialis Muscle）與大腿四頭肌。

第二，需要更大的動作。倒退走或倒退跑通常會加大腳踝與膝蓋關節的動作。

第三，減少對關節的衝擊。尤其對膝蓋關節的衝擊要比向前走還小。

第四，使用更多的能量，爲心肺系統帶來更大的刺激。在同樣的速度下，可以看見倒退走出現更大的心跳數與能量消耗量。

綜合這四種效果，倒退走是帶給肌肉更大的刺激、降低關節壓力的運動。而且比起相同速度的向前走更有助於心肺耐力，也使用更多的能量，因此如果想減肥的話，看來是好處多多的。再加上需要更大的動作，所以也算是能提升穩定性與平衡能力的運動。由於具有以上的效果，因此也被用來作爲膝蓋疼痛時的復健運動，不過也有可能出現相反的效果。

從另一方面來看，這些所有優點也都可能成爲缺點。倒退走時，因爲視線不良迫使身體需要更大的動作，造成動作變得搖搖晃晃，運動中受傷的機率隨之增加。

倒退走或倒退跑時，動作雖然是向著後面，不過眼睛卻是看著兩旁，可能因爲沒有發現障礙物而撞上或跌倒。還有，平時沒做過的奇怪動作忽然要增加速度，確實有所難度。再加上爲了確認動作是否正確與後方視線而轉動脖子，也可能造成頸部的扭傷。

那麼如今有必要重新審視倒退走是否爲自己所需要的運動，還有是否爲安全的運動。如果是有以下情況的中老年人，例如擔心膝蓋關節與腿部肌力退化，或是在走路與活動時，曾經因爲晃動而重心不穩，那麼這項運動就有其必要。倒退走能減輕膝蓋關節的衝擊，增加大腿肌肉的刺激，並能提升身體平衡能力。但是需要這項運動的人，大多數都屬於可能因爲跌倒而受傷的高風險者。

倒退走造成跌倒或失去平衡的危險很高。因此對於比年輕人更需要這項運動的中老年人來說，反而更增加受傷的危險。然而就年輕人的情況來看，提高向前走或向前跑的速度，更能提升心肺耐力、消耗更多能量，反而會是更有效果的運動方法。不過在考慮年輕人身體整體的肌力均衡時，經常會使用倒退走或倒退跑的運動來鍛鍊大腿部位的肌肉，使大腿肌肉更加發達。

- 倒退走雖然具有許多優點，但是對於需要這類運動的中高年齡層來說，因為跌倒而引發的危險更大。
- 對於能夠安全從事倒退走運動的健康年輕人來說，倒退走反倒不是那麼必要的運動。

就算倒退走有缺點，也一定要做的話，那麼下面有幾點必須要注意：

- 盡可能使用跑步機來運動，較為安全。
- 如果很難加快速度的話，那麼讓速度維持在不覺得勉強的水準，並加大傾斜度。
- 也可以在運動的同時調整傾斜度。

如果無法在跑步機上倒退走的話，可以使用下列方法：

1. 由左腳起步向前走五步。
2. 以左腳爲圓心，將身體旋轉一百八十度。
3. 再次由左腳起步向後走四步。
4. 以左腳爲圓心，將身體旋轉一百八十度至與第2步驟反方向。
5. 重複1～4步驟

23 奇怪的姿勢可以提高你的運動效果？

有些人因爲對倒退走及舉啞鈴走路的錯誤觀念，而造成錯誤的運動；也有些人因爲自己本身錯誤的姿勢或動作，而使走路或跑步變得奇怪。必須先改正錯誤的姿勢與動作，才能獲得更大的效果，並防止傷害的發生。

以下介紹錯誤的姿勢與動作。

加大步伐幅度，大步行走

偶爾會聽到要人張開雙腳大步行走的說法。好像要與平時有所不同才算運動的感覺，因此加大步伐不自然地前進，不過其實這並沒有太大幫助。因為不自然的大步前進不同於平時的步行方式，所以無法穩健邁開雙腳或使力而引發脛骨部位的疼痛。

與其不自然的行走或刻意放大動作，不如以正常方式走路，並加快步行速度，才是最好的方法。

行走時用力踩踏地面

走路的時候，為了向前走，通常會先以腳後跟踩住地面，接著再以腳尖接觸地面。可是有時候無法以腳後跟踩住地面，而是腳底水平地踩住地面。一般穿長靴等較重的鞋子，或是經常穿高跟鞋，造成抬腳前伸時脛骨肌肉逐漸萎縮，就會產生這樣的情況。如果繼續以這種方式走路，便會造成扁平足，引發脛骨的疼痛。這時最好換穿輕便且彎曲度佳的鞋子。尤其選穿腳跟低、腳尖稍高的慢跑鞋更好，經常以後腳跟走路也頗有幫助。

圖⑧

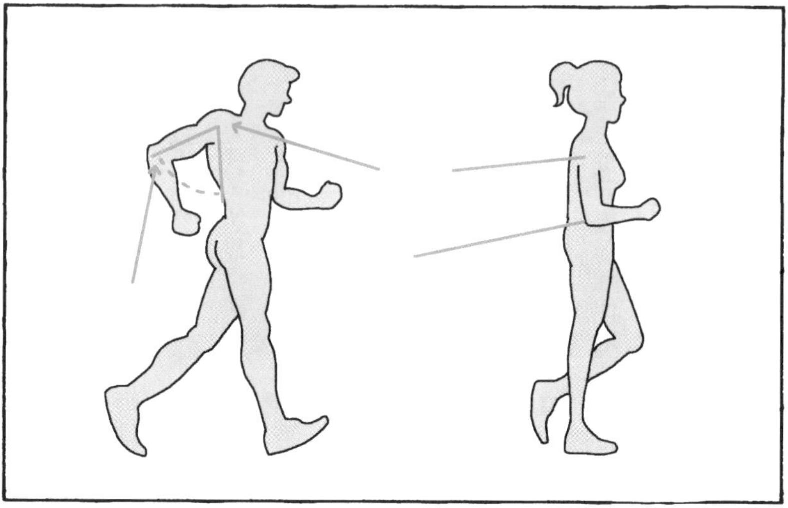

雙手下垂的狀態下行走

手臂像鐘擺時鐘的擺捶一樣垂在身體的兩側搖搖擺擺，或是沒有彎曲手肘地走路，等於是降低走路的速度與運動效果。正常地彎曲手肘，並將手臂擺向與腿相反的方向，這種方式走路不只是相當自然的動作，也能有效幫助提升走路的速度與爆發力。

不過如果手臂太往前抬高，那麼在向前走時，反而會減弱向前推進的力量。

行走時手臂像雞翅膀一樣揮動

走路時手臂擺動是正常的。不過如果手臂向兩旁過度擺動，身體像快被扭斷似地走路，不僅有可能打到身邊的人，也使人無法專注於運動上。另外身體原本向前走，相反的手臂卻向兩旁擺動，有可能使身體的力量被分散。手臂前擺時，只要將自己的手掌抬高到臉頰或胸部的高度就已足夠，擺動的幅度不可超過身體的中線。適當的擺動手臂，能提高運動的效果。

行走時向下看、身體向前傾、向後仰

走路時脖子前傾看著下方，不僅可能引發頸部與背部、肩膀的問題，也可能導致呼吸不順。另外走路時身體向後仰或向前傾，都會成爲降低運動效果與減緩速度的因素之一。

以這種方式運動的話，反而會使肌肉發展失衡，造成肌肉或腰部的疼痛。爲了維持走路時姿

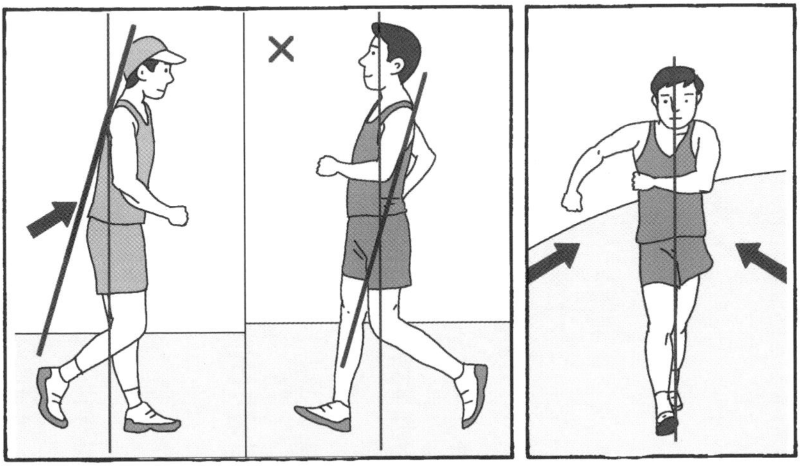

圖⑨

勢的挺直，必須以腰部與腹部的肌力爲基礎。如果無法做出良好的姿勢，就有必要藉由運動鍛鍊這個部位的肌肉。**走路時應維持姿勢的挺直，放鬆肩膀的力量，保持下巴與地面的平行**。

舉啞鈴走路、綁重力沙包走路、倒退走等錯誤的動作，大致上都應視為不正常的運動。雖然主張可以消耗更多的能量，有助於減肥，但是這些方式會降低走路、跑步等動作的效率，因此只能看作是能量的「浪費」。

做不必要的動作更容易感到疲累，在同樣的速度下運動感覺更加吃力，導致運動的時間與能量的消耗量減少。因此，與其以缺乏效率的動作運動，不如以自然且有效率的動作來運動，如此才能更有效果，也更加安全。

- 走路或跑步時，應該採取與平時一樣自然的動作。
- 以不正常的動作從事運動，反而可能引發副作用。
- 如果已經以錯誤的姿勢運動，則應努力改回正常的動作。

透過運動消耗能量「方法」比「量」更重要

爲了消耗更多的能量而使盡吃奶的力量，以這種方式運動，其實會使身體更加疲勞。雖然看似消耗許多能量，不過其結果卻因爲使用不必要的肌肉而更快耗盡體力。這是減少運動消耗的總能量，並引發傷害的錯誤方法。爲了消耗更多的能量而使用錯誤的運動方法，將違反人體運動力學，降低運動的總量，並導致副作用。

24 有氧運動危險而且促進食慾？

「運動？試過了也沒有任何效果啊？」有些人發出這樣的牢騷，不單只是強辯之詞，而是發自內心的心聲。曾經運動到覺得心臟好像快要停止的樣子，再怎麼努力也沒有運動效果，甚至因此認爲運動並不適合自己的體質。

對運動抱持著幻想，或是對運動方法的錯誤觀念，這些雖然都是問題，不過在**運動開**

始之前，錯誤的偏見也會成為害怕運動的原因。當然，在電視新聞上偶爾也會接觸到有人在跑步當中，忽然因爲心臟麻痺而去世的消息。近來更出現運動讓人越吃越多，讓人動得更少，進而否定運動本身，認爲對減重毫無效果的說法。

其實近來因爲有人在慢跑、馬拉松或是在運動中猝死的消息被報導出來，而出現有氧運動有危險的說法。最具代表性的例子，便是一九七〇年代在美國帶起一股慢跑熱潮的詹姆斯・費克斯（James Fixx）。他在一九八四年於慢跑途中因心臟麻痺去世，這個事件後來被拿來作爲攻擊有氧運動最好的例子。不過如果仔細回溯詹姆斯的家族病史與過去的生活方式，將會發現他能活過四十歲是多麼驚人的事，因此可以說慢跑減少詹姆斯壽命的說法並不合理。當時艾森豪總統的主治醫師保羅・懷特博士（Dr・Paul White）就主張：「我們應該看作是運動反而延長了他十五年的壽命。」

做完耗費體力的工作或是吃力的運動後，變得食慾旺盛，懶得活動，因爲有這些運動後出現的類似反應，不如別運動來得好，或者是應當再尋求其他方法，這許許多多的主張都有其中不恰當的部分。

其實激烈地從事有氧運動達一小時以上，還有從事肌力運動一個半小時以上時，便會分泌促進食慾的荷爾蒙。不過如果沒有達到這個程度的話，則有抑制食慾的效果。這個反應也會因人、因條件而出現不同結果。過度而強烈的運動雖然也有可能降低食慾，不過在一小時內以適當的強度從事運動，才是最明智的抉擇。

但是這裡卻有一個相當令人鬱悶的事實。那就是越瘦的人，透過運動反而越會抑制食慾；越胖的人，透過運動反而越會刺激食慾。但是越能長時間維持運動習慣，則調節食慾的能力越見改善。雖然短時間內可能稍微促進食慾，但是最終副作用仍會消失。

除此之外，在認爲沒有必要運動的人當中，也有人主張如果運動的話，會想降低運動以外平時身體的活動量，反而導致一天的能量總消耗量要比不做運動來得少。這是在開始投入運動後尚未經過一段時間時，或是運動的強度足以阻礙日常生活的活力時才會出現的現象，但是如果持續運動六個月或是八個月以上，就算從事激烈運動，也會增加運動以外平時的身體活動量。在開始運動初期，可能會有一段時間懶得活動，但是持之以恆的話，最後則會轉變爲更有活力的人，更不容易肥胖的體質。

持續運動的話，總有一天可以得到期待的結果。但是在這個過程當中，如果不想被挫折打敗，則應努力維持自己的身體活動量，並注意勿攝取超過運動量的飲食。平時覺得沒什麼了不起的掃地可消耗二三〇卡路里；照顧小孩可消耗二〇〇卡路里，這些都是消耗能量的身體活動。上菜市場、購物、洗碗皆可消耗二六〇卡路里，與其將重點全放在運動，更應該做好顧及自己生活整體的身體活動。

●對於心臟病患者或是代謝疾病患者等特殊情況來說，有氧運動雖然可能是「必須小心爲之」的運動，但是不能將之視爲危險運動。

●從事運動時，應注意運動以外的身體活動，以及因運動而促進攝取的飲食。

●過度的運動可能促進食慾並降低身體的活動量。

25 有氧運動是無效的嗎？

有不少人每天運動，或是撥出有限的時間，在衡量時間與運動強度下認眞運動。但是在這當中，有些人抱怨運動並沒有發揮效果，這個原因背後當然存在許多因素，例如：因爲壓縮運動時間，反而使飲食攝取量大於運動量；設定的目標過高，以至於無法達成；即使有運動，生活習慣仍偏向活動量較低的狀態。最後還有一點要補充的是，運動時運動效果的降低，乃是因爲犯了以下幾種錯誤。

運動時，身體倚靠器材

在健身房從事有氧運動時，大多會使用腳踏車、橢圓機（Elliptical Trainer）、跑步機、踏步機（Stairmaster）來運動。這時心中便出現這樣的想法：

「啊，好累，要停下來嗎？」→「還是得超過三十分鐘才行吧」→「好累，減緩速度吧？」→「可是速度也得維持在一定程度才行吧？」→「那就稍微靠著器材吧。」

雖然覺得疲累，可是減緩速度或減少時間的話，效果好像就會大打折扣，所以有人運動時，不是身體靠著器材，就是抓住兩旁的把手。身體靠著器材運動的話，就比較不那麼吃力，怎麼看都是很合理的事。如果上半身向前倚靠，或是抓著把手、橫桿的話，可以分散體重，對體重的負擔也減少了。但是不耗費力氣，也就降低了運動的效果。

倚靠器材，或是緊抓器材的動作，等於減輕體重，降低運動的效果。當罹患腰部疾病的人用這種方式從事對他們頗具效果的全身運動，如走路與跑步時，將造成包含腰部在內的全身肌肉無法參與運動。另外藉由負重運動可獲得效果之一的骨質密度，也很難得到正面的影響。

如果這種暫且偷懶的小伎倆變成習慣的話，雖然可能獲得維持長時間快速運動的成就感，但是透過運動所獲得的效果將逐漸減少。因此與其**執著於不適合自己的速度與時間，不如在能夠為維持正確姿勢的時間內運動，才是更明智的選擇。**

緊抓運動器材的把手

在有氧運動器材上運動時，有時會因爲站在運動器材上感到害怕，而緊緊抓住把手或兩旁的橫桿運動，就算這不是將身體倚靠在器材上，也是欺騙自己身體的行爲。

如果運動時緊抓器材，自己的體重會被手掌的力量所分散，不僅降低運動的效果，更嚴重的還會在認眞做完有氧運動後，出現肩膀、頸部以及手腕肌肉的疼痛。

除了失去能消耗更多卡路里、提高心跳數的機會，也引發不必要的肌肉痠痛，進而降低對運動的興趣。因此運動時最好降低強度。如果還不滿意，那麼將一兩根手指放在把手或兩旁的橫桿，以這種方式來運動會比較有效果。

一邊看書、看報紙，一邊運動

一邊做其他事情，一邊運動，會是怎麼樣呢？近來大部分運動中心的有氧運動器材都附有螢幕。裝上螢幕看電視節目，大概是因爲有氧運動不是很有趣吧。獨自一人運動十多分鐘，很容易在身體疲乏之前，心理就已經疲乏了。過去雖然沒有主張在運動時將心思放在其他地方，也就是看著電視或其他地方，會妨礙運動，但是因爲覺得無聊，也並無不可。不過有一個例外，那就是將書、雜誌或是報紙放在有氧運動器材的儀表上，一邊閱讀一邊運動。奇怪，同樣是「看」，爲什麼這個就不建議呢？

原因就在於「視線」。通常附有螢幕的運動器材，其螢幕會安裝在器材儀表上，因此在運動時不需要特別彎曲頸部，但是如果將書放在書架上，或

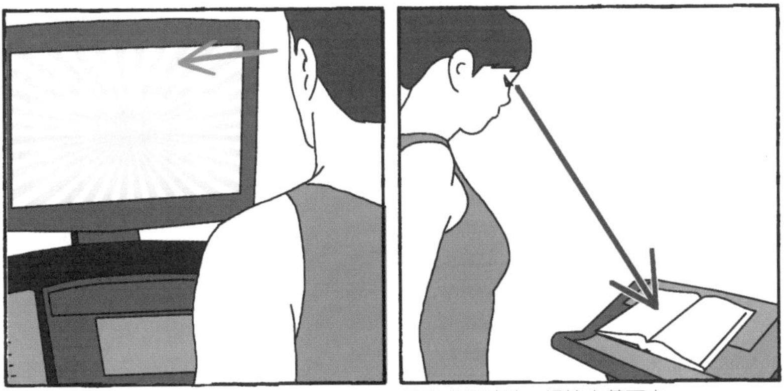

看螢幕時，視線向著前方。　看書或雜誌時，視線向著下方。

圖⑩

是對書、雜誌或報紙的內容感興趣或看不清楚，想要再看仔細一點，就可能讓身體傾斜，並讓肩膀變成下垂的姿勢。而且文字比影像更需要集中精神，因此也可能打亂呼吸的節奏，減少手臂的使用。

與正常狀態下的運動相比，以上所介紹的所有行爲，都是會妨礙運動效果的行爲。如果一定得看某些東西的話，建議稍微提高運動的強度，採取「運動——閱讀——運動——閱讀」的順序，或是反覆運動與休息或低強度運動的間歇式訓練法。

- 就算留意飲食、身體活動、運動強度與運動時間等所有因素，也無法獲得效果，原因就在於運動時做了欺騙自己身體的動作。
- 與其勉強自己的身體配合運動強度與運動時間，不如在短時間內做到正確的動作，才有更大的效果。
- 倚靠運動器材、緊抓運動器材，或者是將心思放在運動以外的事物上，這些大多是降低運動效果的行爲。

Part 003

肌力運動的真相——你了解鍛鍊肌肉的效果是什麼？

解答 ——→ 健康運動法 ㉖～㊴

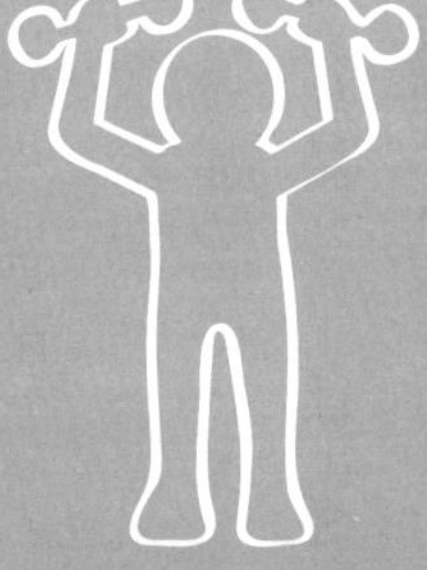

26 肌力運動絕對必要嗎？

提到「肌力運動」，腦海中會浮現什麼樣的想法？有些人認爲那是「爲了練出魔鬼身材的運動」，有些人則認爲那是「沒大腦的運動」，還有些人認爲那不是自己需要的運動。不過我們所有的一舉一動都是藉由肌肉發揮出的力量所完成，因此肌肉在我們體內的地位不容小覷。

由於普遍認爲運動只是用來減少脂肪的工具，這種認知帶來的誤會之一，便是認爲肌力運動對於減少脂肪沒有太大幫助。其實站在體重的層面來思考，很難將這種認知視爲誤會。因爲實際上在許多研究當中顯示，光是做肌力運動，體重並不會有太大改變。不僅如此，如果從事肌力運動的話，體重反而可能增加。

其實從事肌力運動一段時間後，體重增加的情況屢見不鮮。當然，其中的差異通常非常微小，不過若是爲了減肥而運動的人，當然會感到憂心忡忡。那麼這裡要先確認一件事情。「肌肉是由什麼所組成的？而脂肪呢？」這個答案非常簡單，也是許多人或多或少都曾經聽過的資訊。簡而言之，肌肉大部分是由水所組成，而脂肪是由油脂所組成。如果要比較更詳細的成分的話，當然會有差異，不過大致上油脂的比重比水小，密度也較低，體積比肌肉要大。

其實如果比較我們體內的脂肪與肌肉的體積，則脂肪的體積較大，爲肌肉的一．三倍。到目前爲止所發表的許多學術研究都顯示，**光靠肌力運動來減輕體重，結果通常是體重的變化不大，或是沒有差異**。然而因爲體積的差異，就算身高與體重相同，有運動習慣的人身材看起來較爲結實且苗條，這項結果男女皆適用。

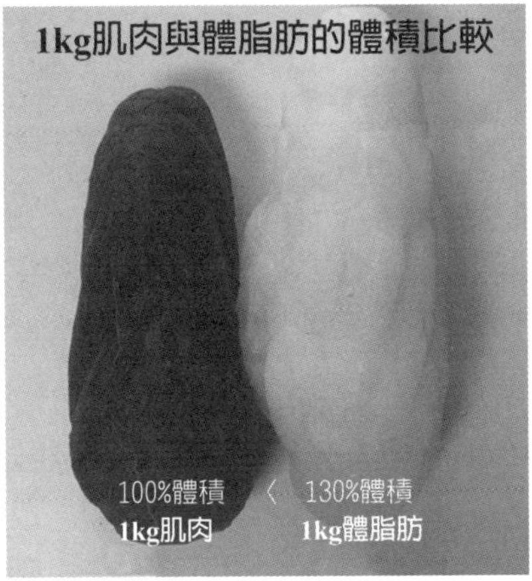

這個差異在於即使體重相當，但是因爲體內肌肉所占比例較高，所以身體的體積也較小。如果運動的目的是爲了讓外型看起來好看的話，千萬要記住這些觀念。如果運動的目的不在於「體重」，而是爲了看起來更帥氣、更美麗的話，更應該如此。

脂肪與肌肉還存在著另外一個重要的差異，那就是消耗能量的多寡。如果對減肥或健康有所關心的話，應該有聽過「基礎代謝量」這個名詞。基礎代謝量可說是人類在沒有從事任何活動的情況下所消耗的最基本能量，脂肪每天每公斤可消耗三～五卡路里的能量，而肌肉每公斤可消耗十三～二十卡路里。

即使沒有任何活動，肌肉也會消耗能量，因爲肌肉出力工作，因此比脂肪消耗更多的能量。鍛鍊肌肉力量的肌力運動也屬於運動，因此在運動時消耗更多卡路里。

雖然可能比跑步或快走使用較少的脂肪，不過在從事肌力運動時，消耗的卡路里也不少，每小時最少消耗二〇〇卡路里，最多甚至達到四〇〇卡路里。在肌力運動結束後，能量消耗量會有一段時間維持在較高的水準，不管從事任何運動都具有類似這樣的效果。在運動中使用多個關節的肌力運動，其運動後的能量消耗量會比使用單一關節的運動要來得多。

正如前面所提到的，肌肉是密度高、體積小的組織，所以就算是相同的體重，如果練出肌肉、燒掉脂肪的話，看起來不僅身材結實且健壯，即使沒有任何活動也可以消耗更多的能量，變身爲不容易發胖的體質。如果運動的目的是想要打造苗條的身材，或是燃燒脂肪，也應搭配肌力運動一起進行，而不單只是依靠有氧運動，如此才能持續維持體態。

- 肌力運動對減肥而言不是沒有必要的運動。
- 肌肉與脂肪的體積、密度以及活動量各有不同，不僅要做有氧運動，也應搭配肌力運動。
- 肌力運動與有氧運動一起進行，在減輕體重方面比較不容易出現溜溜球效應。

27 如果肌肉變粗壯了怎麼辦？

誰是最需要肌力運動的人呢？雖然大多數的人都需要肌力運動，不過特別是女性隨年紀的增加，骨質疏鬆症與關節炎的風險也跟著增加，因此更需要肌力運動。正如前面所說，設定減肥爲目標，或是想要打造健美的身材，肌力運動是必要的。不過很可惜的是，多數女性與少數男性對肌力運動仍帶有一些誤會。

其中又以「我討厭變成肌肉發達的身材」等想法最嚴重，導致談肌力運動而色變。最

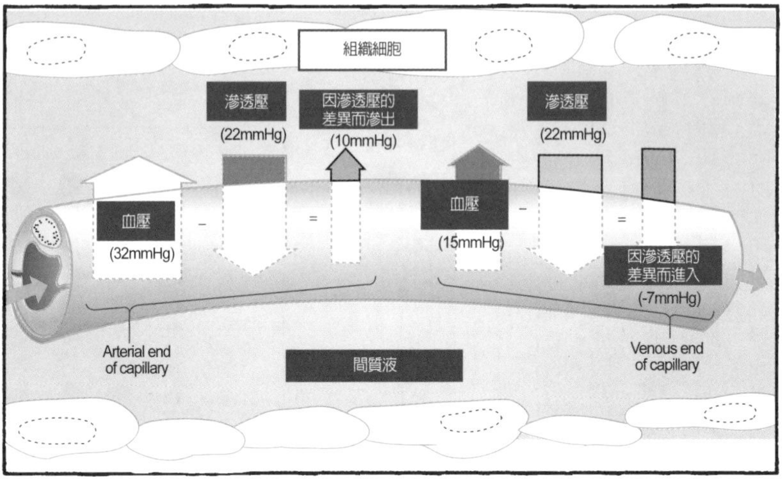

進行運動時，大量血液被輸送至肌肉，這些血液因滲透壓的差異而在該部位停留一段時間

常有這種誤解的女性，是因爲不希望有像男性一樣肌肉發達的身材。

由於女性的身體結構與男性不同，所以就算再怎麼運動，也不會變成那樣的身材，但是對這部分一直以來仍未解開誤會的原因，就在於做完肌力運動後，短時間內運動過的肌肉會感覺到與運動前不同的腫脹感。通常男性會站在鏡子前面，作出各種凶狠的表情，並用力擠出肌肉擺出pose，一副滿足的樣子，但是對於一直找藉口逃避肌力運動的女性來說，肌力運動卻使她們憂心忡忡。

許多女性擔心「如果肌肉變大該怎麼辦？」因而漸漸遠離肌力運動，不過其實這並不是肌肉變大。運動時，大量血液被輸送至肌肉，這是爲了提供氧氣與養分至肌肉部位，使之復原，並帶走肌肉因運動所產生的代謝副產物（經常被稱爲代謝廢物）的自然過程。

但是如果大量血液瞬間聚集至肌肉，則血液因爲滲透壓的差異而滲出至組織細胞間的空間。血液滲入被稱爲「間質」的這個空間中，也就表示運動過的部位呈現體液逐漸增加的狀態。經過一段時間後，由於血液循環持續進行，這種症狀將逐漸消失。換句話說，運動後肌肉緊繃腫脹，是因爲運動過一段時間的部位充滿液體，實際上並非肌肉變大或是肌肉結實腫大。

女性沒有必要因為運動後看起來好像腫大的肌肉而擔憂，因為做過緩和運動與伸展操後，自然就會恢復到原本的狀態了。男性也不必擔心在肌力運動後接著做有氧運動，會讓努力鍛鍊的肌肉回到原本狀態。因爲肌肉最後終究會回到原本的狀態，差別只在於一～二個小時而已。

因爲這樣，當然又出現了另一種誤解。由於認爲在肌力運動後緊接著做有氧運動，會降低肌力運動的效果，並抑制肌力運動後肌肉的增大，所以只好選擇站在腰帶震動按摩器材上浪費一段時間，就是這種誤解所造成的行爲。正如肌肉只會短時間腫脹的道理一樣，這種舉動並不會減少肌肉的形成，或是降低肌力運動的效果。

另外還有一種錯誤的觀念，認爲堅硬的東西不易轉動，所以如果透過肌力運動鍛鍊出肌肉的話，身體也會變得相當僵硬，不過實際上並非如此。**不應該說肌力運動與肌肉量、柔軟度沒有關聯，反而應該說肌力運動有助於增加柔軟度，才是更接近事實的說法**。如果沒有這樣的效果，那就是因爲運動方式錯誤而違反了肌肉的均衡。

- 女性很難透過肌力運動練出肌肉發達的身體。
- 肌力運動後肌肉呈現腫脹的狀態，單純只是因爲充滿液體，在幾小時後就會恢復。
- 不會因爲肌力運動而使身體僵硬，或是降低柔軟度。

28 沒有局部瘦身運動嗎？

在科幻片或動畫片當中，經常可以看見魔法師拿著石頭或鐵塊，口中默念咒語後，「砰」的一聲，石頭立刻變成黃金或寶石。現實生活中不可能發生這種事，儘管誠心祈求上天賜與自己這種能力，但是中世紀歐洲所迷信的鍊金術只有在電影或小說中才可能發生，現實生活中完全不可能實現。

同樣的道理，靠運動將脂肪變成肌肉，這種說法的道理也是一樣的。就像鐵無法鍊成金一樣，脂肪和肌肉是完全不同的組織，脂肪要變成肌肉是不可能發生的，就算沒有運動，肌肉也不可能變爲脂肪。所以**如果想要甩掉脂肪、鍛鍊肌肉的話，減脂的方式與鍛鍊肌肉的方式應分開執行**。

如果爲了減掉腹部的脂肪而做仰臥起坐或捲腹（Crunch）等運動，或是爲了讓大腿更纖細而做抬腿的運動，這些全都是錯誤的運動。不，應該說這是帶有「局部瘦身」的迷思。

試圖以運動追求健美身材的人，對這種迷信深信不疑，尤其想實現自我目標的心願有多大，對這種迷信就有多大，深信某些運動能消除身體局部的脂肪。

但是就算再怎麼努力做腹部運動，也不可能減去肚子的贅肉。其實在一份研究報告中，曾比較過一個月內做五千下仰臥起坐後，身體各部位脂肪的分布狀況，發現背部與大腿、腹部脂肪都減少了相同的量，而非只有肚子的脂肪減少。而像網球選手那樣使用其中一隻手臂遠超過另一隻手臂的情況，兩臂的脂肪量也沒有差別。當然握網球拍的手臂肌肉更多、更厚實，但是就算是這樣，兩臂的脂肪量也沒有差別。

就算運動時只有使用特定部位，也不會只有該部位的脂肪產生變化，而是整個身體產生變化。就像脂肪並不會選擇性地長在臀部、大腿和腹部，而是遍佈全身，所以在減去脂肪時，也是整個身體跟著改變。

唯有調整飲食習慣，並透過運動消耗掉超過飲食所攝取的卡路里，才是減去脂肪的唯一方法。可是在大眾傳播媒體或雜誌、網路上，卻仍振振有詞地介紹能夠打造結實腹部與纖細大腿的「局部瘦身運動」，似乎能夠針對蝴蝶袖、大腿或是肚子的贅肉加以消滅。許多廣告在進行宣傳時，也將這些效果講得理所當然。

深信以反覆提舉粉紅色小啞鈴的方式來運動，就能減輕體重、雕塑身材，也是讓人繼續抱持這種錯誤觀念的原因之一，這就稱為「粉紅啞鈴迷思」。如果自己的體力與肌力許可的話，與其舉著小巧的啞鈴反覆提舉數十次，不如以較重的啞鈴來運動更有效果。

從事局部運動不僅沒有效果，也會導致身體肌肉的失衡。經常聽到運動選手受疝氣之苦的消息，對於應該擁有強健體魄的選手來說，罹患疝氣的原因之一，就是因爲太過勉強的運動。激烈而勉強爲之的腹部運動，造成腹部肌肉中較薄弱的肌肉韌帶組織破損，形成疝氣的原因。

最後，脂肪與肌肉各爲不同的組織，所以脂肪並不會轉變爲肌肉，而肌肉也不會轉變爲脂肪。因此爲了消除脂肪，應透過規律的運動減去全身的脂肪。別忘了，所有宣稱能打造纖細美腿與小蠻腰的運動與運動器材，都只會增加特定部位的肌肉，有了這種認知，才能避免對運動懷有不滿的情緒，並減少浪費不必要的開銷。

- 不可能以腹部運動減去肚子的贅肉，也沒辦法以大腿運動減去大腿的贅肉。
- 局部運動反而可能引發肌肉發展失衡的副作用。
- 透過運動將脂肪轉變爲肌肉是不可能的。脂肪有其產生與消滅的方式，肌肉也是如此。

29 肌力運動會讓胸部變大？

如今已進入「外貌就是競爭力」的時代，對於減肥與身材的關注也日益增加。尤其脂肪更是應該一個也不留地全面去除，但是唯有一個部位被視爲例外，那就是女性的胸部。

與「透過運動可以消除肚子贅肉」的說法一樣，「透過運動可以增加胸部尺寸」的說法也很荒謬。通常會有一陣子未曾露面的女星，忽然以S型曲線的身材亮相，並強調「利用運動雕塑曲線」，或許是因爲如此，一般民眾才相信這樣的說法吧。

就像前面所介紹的，脂肪與肌肉可說是完全不同的組織，就算再怎麼包裝這些增加胸部尺寸的運動，也只是謊言連篇。因爲肌力運動是使用肌肉的運動，而女性的胸部是由脂肪所組成的。

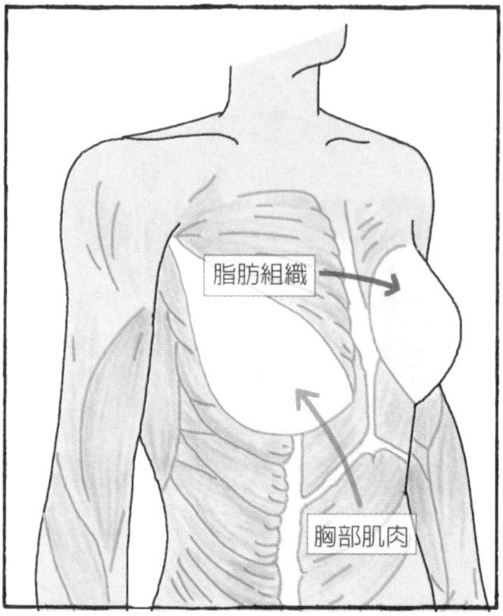

灰色部分為脂肪層，白色部分為位於胸部的肌肉——胸大肌。

圖中所見白色的部分，是胸部肌肉的「胸大肌」，而灰色的部分則是由脂肪組織所組成的乳房。因爲乳房是由脂肪組織所組成，位於肌肉之上，所以除非有可以增加脂肪的運動方法，否則不可能增加胸部尺寸。

可是有些地方卻打著能夠增加或是已經增加胸部尺寸的廣告。特別是在家庭購物頻道上，口沫橫飛地介紹著彷彿能增加胸部尺寸，看起來很陌生的運動器材。如果看到經過人體實驗，或是使用者分享親身見證，並說明胸部尺寸變化的廣告，就會覺得自己也能變成那樣，但是在他們所量測的胸部尺寸裡，卻存在著一個極大的陷阱。

其實如果利用他們所介紹的器材來運動的話，通常運動所刺激的不只是胸部，也包含背部肌肉。沒錯。**實際上運動後變大的並不是胸部，而是背部肌肉，所以才有這樣的錯覺**。測量胸圍時，不只有胸部，還包含背部的寬度，所以自然會得到比先前要大的數值，讓人誤以爲是胸部尺寸變大了。

如果運動使胸部尺寸增加，是因爲自己背部的肌肉更加發達，背部變得更寬所造成的，那麼透過運動增加脂肪的說法，當然是說不通的了。不過這些運動並非完全沒有效果。胸肌運動大多具有強化托住胸部的肌肉與周圍組織、雕塑曲線、增加彈性的效果。而胸部附近的贅肉，特別是手臂，其線條也比運動前更加立體，另外胸部看起來也更加堅挺，可以感受到相當顯著的變化。但是爲了不被廣告台詞或廣告騙得團團轉，一定要記住一點：運動影響的並不是「實際尺寸」。

另外還要補充一點，過度的運動與減肥使體脂肪降低至百分之十二的話，反而可能會嚴重減少胸部脂肪組織，產生意料之外的結果。

- 只增加局部脂肪的運動並不存在，因此透過運動讓胸部變大是不可能的。
- 不可能透過運動改變胸部尺寸。胸部大小的變化是來自於背部肌肉大小的變化。

30 數週內就可練出好身材嗎？

「運動啊，好像只要六個星期立刻就能有好身材啦？」「不就像電視上看到的，吃雞胸肉搭配運動的話，就能長出肌肉了嗎？」因爲這些莫名其妙的觀念，導致常有一開始就設定過高的目標，或是太過躁進的情況。可是這種想法到底從哪兒來的呢？

走在街道上，處處都是吸引人們目光的廣告招牌。「六週內甩掉○○公斤」「只要八週，讓您練出好身材」等，短時間內就能讓胖哥胖妹變身猛男辣妹的廣告，再加上「無效退費」的保證詞，在在誘惑著人心。很值得相信不是嗎？還說無效退費耶？

網路、書局或是電視節目的情況也是如此。

時常聽到短短幾週就能讓你練出像偶像某某某一樣的好身材等渲染力十足的廣告詞。

聽到「你做得到」或是「跟我做就對了」這樣的句子，好像立刻就能將自己改造一樣。可是站在鏡子前面照照自己的身材，就開始懷疑先前那些令人充滿希望的廣告詞：運動這種東西，到目前為止都沒做過，肌肉這種東西也遍尋不著，身體各個部位滿是肥肉，身體的形狀早已面目全非。至今沒有拿過槓鈴等器材，一百天之後，真的就能練出像他們所說的好身材嗎？

先把答案說在前頭，其實沒有這種方法。「不是啊，明明就有很多人見證效果，還用照片證明啊？」雖然可能聽到這樣的疑問，但是回答這種方法「不存

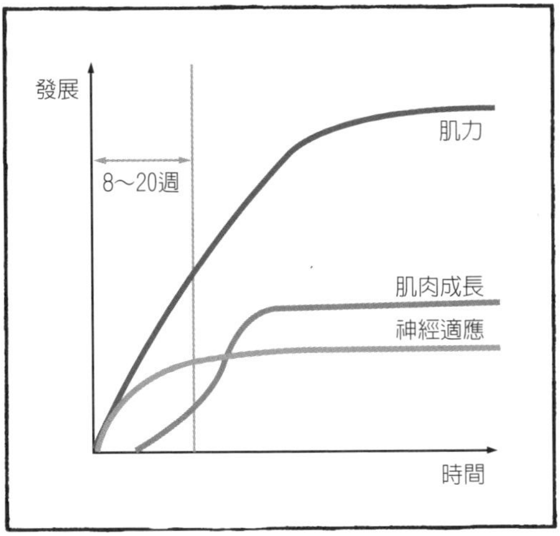

運動初期肌力快速成長，不過肌肉發展緩慢。而神經適應在初期快速發展，占初期肌力發展相當大的比重。

在」，確實才是正確的。如果那麼短的時間內就能達到目標，那就是有問題的方法，大多數都不適合一般人。當然也可能有人能夠達到目標，不過那些達到目標的人應視爲個案。也就是說，達到目標的，不會是很晚才想到「要不要運動一下呢？」的你，而是另有他人。

可能有人會說：「不會啊，我才開始運動沒多久，就已經覺得活力充沛了啊？」其實一開始運動時，是很有趣的。雖然開始的幾週內，身體各個部位可能又痠又痛，但是經過大概兩週後，將發現自己舉著的重量比先前還要重。接著又這樣想：「啊，只要這樣持續下去的話，好身材也指日可待啦！」

曾經那麼害怕的運動，在短短幾天內，就已經接近成功。接著便開始在鏡子前擺出各式各樣的姿勢，斟酌身體有哪些改變，一副意氣風發的樣子。然而這一切都是錯覺。

肌力，也就是力量的增強，這包含各種因素的作用，其中影響最大的，就是肌肉的增加與神經的適應。如前圖所示，在起初的八～二十週內，與其說因爲肌肉的增加而使肌力增強，不如說是因爲神經的作用而使肌力增強。在運動初期，肌肉學習如何有效使用力量的方法，等到過了一段時間，肌肉才開始透過運動而增加。

那麼在四週、六週、八週內肌肉就能變大，練出精實的身材嗎？在這段時間內，你可能覺得力量變大了，但是肌肉變大或變多，這種例子倒是很罕見。說到這裡，可能有人要臉紅脖子粗的提出反駁：「我親眼看見了。在照片上看過眞的能夠在幾週內練出那樣身材的例子。」或是「我身邊也有人只運動兩個星期，身材好到連猛男藝人也望塵莫及的程度。」

那麼現在讓我們看看，到底是哪些人能變成那樣的身材。看看在數週或是幾天內練出精壯的身材，或者就算不是精壯的身材，身體也很明顯改變的人的照片。要特別注意的是，究竟這些人過去也是完全沒有運動習慣的人嗎？或是雖然偶爾有運動，但是身體被脂肪包覆的人？

過去有運動習慣的人，神經適應的過程可被壓縮，肌肉可以快速增加到一定的程度。所謂「凡走過必留下痕跡」，因爲是平時就有運動習慣，或是喜歡體育活動的人，就算身材肥胖，肌肉量也不容小覷，這些人的情況也是相同的。

沒錯，確實可以成爲那位「達到目標的人」。但是對於剛開始投入肌力運動的「多數」人並不可能。如果多數人按照那些「達到目標的人」所接受的訓練課程來設定目標的話，結果可能是令人失望透頂又筋疲力盡。其實一開始從事肌力運動的人，光是學習正確的運動動作與肌肉使力的方法，通常就要花上好幾週的時間。如果忽略這一過程，那麼耗損的不只是生理、心理，甚至是自己的錢包。

爲了鍛鍊健康的身體，與其渴望藉由短期速成的課程練出好身材，選擇在四週、八週後還能夠持之以恆的運動，才是最重要的。

- 一開始接觸運動的人，不可能在數週內就增加肌肉量，或是練出好身材。
- 太遠大的目標反而使人更快放棄運動，並有礙熟悉正確的動作，成爲受傷的原因。
- 雖然也有人能夠在短時間內練出好身材，不過那是已具有能夠變成那樣的條件。

31 多攝取蛋白質可以幫助好身材？

即使今年夏天經濟不景氣，也有一項食材出人意料地逆勢成長，那就是雞胸肉。近來吹起的健身風潮，使雞胸肉受到熱烈的歡迎。雞胸肉被認爲是鍛鍊肌肉必須攝取的飲食，雖然口感乾澀、難吃到無以復加，不過究竟爲什麼會受到如此歡迎呢？**肌肉是由蛋白質與水所組成，所以應充分攝取必要的蛋白質**。從乾澀的肉質似乎就可以知道這是相當純粹的蛋白質，是最好的蛋白質來源。

那麼難道平時所攝取不夠充足，以至於在運動時必須額外補充才行嗎？那蛋白質要攝取多少才充足呢？一般來說，體重每一公斤攝取〇・八克左右的蛋白質就已足夠。

如果體重爲七十公斤的人，適當的蛋白質攝取量只需要五十六克左右。可是如果瀏覽網路或健身書的話，會看到一天應攝取超過一百克的蛋白質，才能練出肌肉的說法。

然而國際運動營養學會ISSN（International Society of Sports Nutrition）建議運動選手的蛋白質攝取量根本不到這個水準。以下爲他們所建議的詳細內容：

——以持久性運動選手的情況來說，建議體重每一公斤攝取一～一・六克的蛋白質。從事持久性運動的選手攝取充足的蛋白質，能更容易撐過訓練，在高強度運動後也有助於身體的復元。因爲蛋白質扮演再儲存能量以供肌肉肝醣與運動之用的角色。

——以從事高強度肌力運動或無氧運動的選手（健美等級）來說，建議體重每一公斤攝取一・六～二克左右的蛋白質。因爲如此能幫助身體受傷處的復元。

——以一般人從事激烈運動的情況來說，建議勿攝取超過持久性運動選手所攝取蛋白質的量。

就算運動量再怎麼大，也沒有必要體重每公斤攝取一～一・六克以上的蛋白質。

不過也許有人會這麼問：「東方人，尤其是韓國人蛋白質的攝取量比西方人還要低，所以不是應該補充一定的量嗎？」然而根據保健福祉部二〇〇五年所實施的國民健康營養調查的結果，我國民眾平均每日蛋白質攝取量已達到七十五克。

等等，先前明明說過，體重八十公斤的人只要攝取五十六克左右就已足夠啦。可是七十五克不是相當於體重九十三公斤的人充足的蛋白質攝取量嗎？就算以（每公斤攝取量）一克來算，對七十公斤的人來說也是很充足的量了。如果是飲食習慣正常，與一般人沒有太大差異的人，就沒有必要額外攝取蛋白質。

雖然可能有人還大惑不解，不過回過頭來看自己的飲食習慣與飲食清單。不只是牛奶、起司、火腿、瘦肉、海鮮，就連黃豆、米飯等穀物也都含有蛋白質，從這點來思考大概就能明白了。其實**我們身體所需要的蛋白質，有三分之一都是從米飯等穀物當中獲得的**。

就算這樣還想要補充？不是啊，減少其他飲食，只攝取蛋白質的話，不就可以減肥，又可以練出好身材嗎？正是因爲這種錯誤的觀念，才會出現雞胸肉減肥法。因爲認爲多攝取像雞胸肉這類蛋白質好像也不會發胖，所以也有人堅信如果大量攝取蛋白質，就能有助於肌肉的成長。

以下就先說明攝取雞胸肉這類蛋白質的效果：

——比起攝取其他熱量相同的養分，蛋白質更具有飽足感。

——有助於瘦肉組織（Lean body mass），一般爲肌肉的儲存。

——攝取蛋白質時，由於攝食產熱效應的提高而降低消化過程中能量吸收的效率。

攝取蛋白質，不僅在肌肉的形成上扮演相當重要的角色，也比攝取其他東西更容易有飽足感，因而吃得較少。在蛋白質消化過程中，也比其他養分消耗更多的能量，因此與攝取相同卡路里的東西相比，攝取蛋白質能達到與少量進食相同的效果。

對於眞心希望減肥的人來說，這不正是夢寐以求的夢想嗎？不過**如果過度限制其他養分的攝取，只攝取蛋白質，導致蛋白質的比例過高，也可能因此出現健康上的問題**。

如果過度限制醣類的攝取，可能無法提供適當的能量給大腦或心臟等以醣類爲熱量來源的器官，引發稱爲酮酸血症（Ketosis）的代謝問題，最嚴重甚至可能罹患腎臟病。另外高蛋白飲食會攜帶大量的鈣質藉由小便排出，長期可能引發骨質疏鬆症；也因爲消化過程中的不順暢，進而引發癌症。

我們身體所需的蛋白質並不多。不是多攝取蛋白質就能長出更多肌肉，過量攝取蛋白質或限制其他養分的攝取，並非值得推薦的方法。再加上食用口感乾澀又難吃的雞胸肉這種飲食方法，也難以長久維持。雖然短時間內有可能瘦下來並練出肌肉，不過如果不是能夠持之以恆的方法，最後回到原點也只是時間長短的問題。

雖然是老生常談，不過最有效的方法，就是能夠持之以恆的飲食方法。均衡的飲食比偏食更具效果。就算可能耗費更多的時間，也不失爲長久之計。

- 以一般韓國人的情況來看，蛋白質的攝取量已達充足標準，不需額外補充。
- 蛋白質不僅可透過肉類，也可透過穀類攝取。
- 蛋白質雖然是組成肌肉不可或缺的養分，但是每天所需的量並不多。
- 與其設定以蛋白質爲主的飲食，或進行蛋白質減肥法，不如選擇能持之以恆的飲食方法。

32 肌肉多就不會發胖了嗎？

減肥的人從事肌力訓練的第一個原因，大概就是爲了增加基礎代謝量吧。許多人以爲肌肉量增加帶動基礎代謝量升高的話，就能改變體質，就算什麼事都不做，也能消耗許多能量，即使吃再多也不怕發胖。

當然，雖然這是事實，不過也可以說與事實不符。大家都聽過，即使一整天什麼事都沒做，一公斤的肌肉也會消耗七十～二〇〇卡路里，不過一公斤所提供的基礎代謝量，其實並沒有這麼多。

肌肉分爲兩種，一種是透過運動變得粗大強壯的肌肉，另一種是心臟的肌肉與組成內臟的肌肉。雖然各種肌肉的型態不同，但是消耗最多能量的器官——心臟與腎臟，即使什麼事都沒作，一天也各消耗約四四〇卡路里左右。

男性平均一天的基礎代謝量約爲一五〇〇卡路里，而女性平均一天的基礎代謝量約爲一二〇〇卡路里。可是扣除心臟與腎臟的話，基礎代謝量便降低許多。如果再扣除大腦、胃、肝臟等器官的話，剩下的肌肉所消耗的能量根本微不足道。

我們透過運動所強化的骨骼肌，一公斤約消耗十三卡路里。當然因為計算肌肉基礎代謝量的方法各有不同，最多甚至可能消耗二十卡路里。而一公斤可消耗三．五卡路里的脂肪，對基礎代謝量多少也有點幫助。所以如果減少一公斤脂肪，增加一公斤肌肉的話，就可視為提升了十卡路里左右的基礎代謝量。什麼事都不做就可以消耗十卡路里，效果的確不錯，可是這十卡路里並不是我們所想的那樣。

對基礎代謝量的提升寄予厚望，並且大力讚揚，認為「透過運動增加肌肉，就不會發生溜溜球效應。」或是「拚死命運動練出好身材，只要達到想要的體重目標，就可以停止運動了吧？」這些都是錯誤的想法。

持續運動一陣子後，忽然什麼運動都不做了，或是維持活動量大的生活習慣，忽然劇烈地降低身體活動量，不僅會快速地回到運動初期的身材，也會回到原本較差的身體狀態。根據丹麥國內所作的一項調查，原本一天走六千到一萬步的規律運動者，要求他們在兩週內只能走一千五百步，雖然結果顯示對身體體脂肪率沒有太大影響，可是內臟脂肪增加了約百分之七。另外經過三週後，不僅調節血糖的能力降低，調節血脂肪的能力也降低了。

即使肌肉量增加，如果不持續透過運動或身體各項活動管理的話，體重必然會回到最原本的狀態。以為運動一段時間後，肌肉量增加了，或是透過運動消耗了卡路里，就可以安心地吃東西，這與實際情況還是有很大的差異。

●一公斤肌肉的基礎代謝量約為十三～二十卡路里左右。
●雖然透過運動增加肌肉，提升了一部分的基礎代謝量，但不能因此就停止運動，或是恣意地大吃大喝。

33 肩膀與背部的運動最容易受傷？

對於「為什麼運動？」的問題，該如何回答？雖然可能有人回答因為對運動本身感興趣，或是想要練出結實的身材，不過擁有健康的身體想必是大多數人的期待吧。與過去相比，肌力運動的重要性與優點更受到重視。也由於數年前開始吹起的一股健身風潮，如今

圖⑪

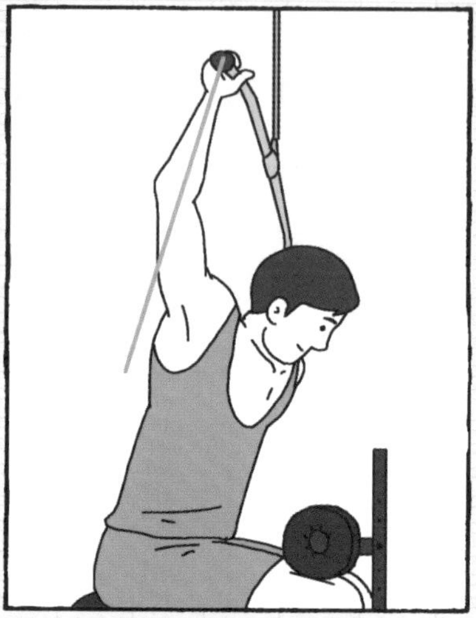

手肘與手腕位於頸部與肩膀後方，這種姿勢就解剖學來說並非自然的動作。

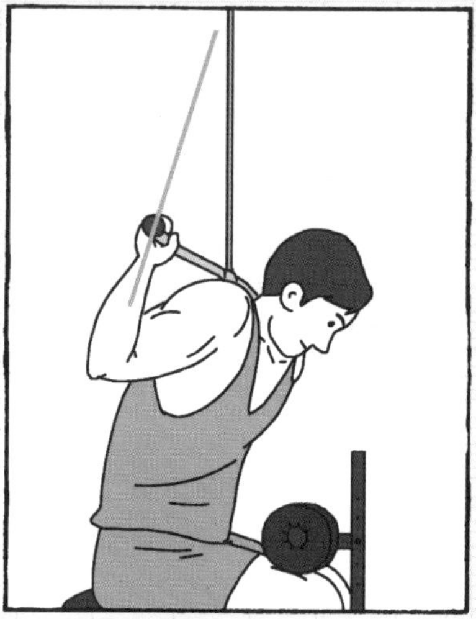

手肘下拉至肩膀與頸部後方的空間，使得頸部前彎，導致背部肌肉與肩膀的旋轉肌群產生衝突。

圖⑫

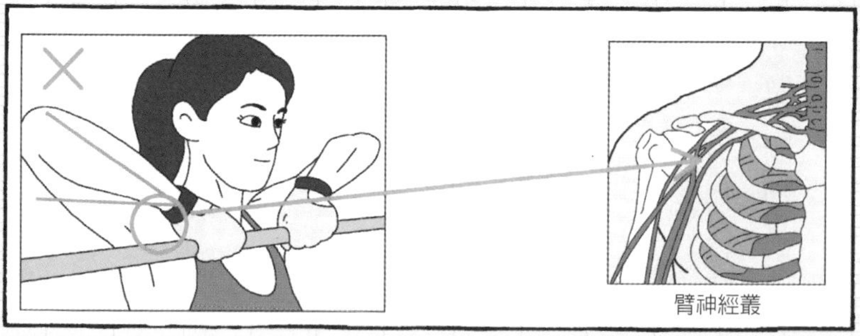

手肘如果過度抬高超過肩膀，可能會擠壓肩膀神經。

對於經常被稱為重訓的肌力運動的認知，也已大幅改變。

看看生活周遭的朋友吧。在一生奉獻於運動的人當中，至少有一兩位雖然看似全身肌肉，但是卻已帶有各種內傷。不，就自己的情況來說，不也有過從事肌力運動後，全身這裡痛那裡痛的經驗嗎？與其說這是肌力運動本身的錯，不如說是使用錯誤的運動方式所造成的錯。特別是在錯誤的運動方式中，有不少可能對肩膀造成威脅。

其中最常出現的，就是頸後下拉重物的運動。在訓練肩膀與背部肌肉的運動中，又有滑輪下拉（Lat Pull Down）運動與肩部推舉（Shoulder Press）。這些運動是肩膀與背部運動的代表，也是許多人在從事肌力運動時，經常使用的基本運動。在面前下拉重物，再抬高至頭部以上，是這類運動最基本的動作，不過為了透過不同的刺激促進肌肉的發達，經常會將槓把或運動器材的把手拉過頸後來運動。

頸後下拉重物的動作很容易辦到，又能使頸部以下與肩膀以下部位的肌肉緊繃，感覺比在面前做更有效果的樣子。

但是這種運動的感覺，是在頸後下拉把手時，身體為了確保足夠的空間，肩膀的位置會比手腕和手肘要往前突出，使整隻手能下降至肩膀後方所引發的疼痛感。

與其將這個看作是對肌肉施加強力的刺激，不如說是因為原本不應有摩擦的外旋肌

（手肘向外時所使用到的肌肉）與背部肌肉互相碰撞而產生的疼痛感。因爲在手肘位於身體後方的姿勢下，外旋肌與背部肌肉同時作用，這樣的姿勢已超出肩關節正常的運動範圍，對肩膀的外旋肌與關節造成負擔，嚴重者將引發關節與肩膀外旋肌的傷害。

除此之外，頸部彎曲或頸部前伸的姿勢，也就是頸椎在不安全的狀態下出力的姿勢，也會成爲頸椎受傷的原因。美國國家運動醫學學會（National Academy of Sports Medicine）早已不建議這一類型的運動，在部分健身專欄作家間，則以「傷害製造法（Recipe for injury）」來形容。

頸後下拉重物的動作雖然容易辦到，但是對於肩膀柔軟性不佳、沒有調整運動能力的人來說，很容易造成傷害。這些爲了再多獲得一點效果的運動方法，雖然有時候能夠獲得效果，但是危險性更大，所以還是建議透過正常的方法來運動。感受到更大刺激的運動方法，其實單純是疼痛所引起的，最好別輕易嘗試。

不只錯誤的動作可能造成傷害，擺動過大的動作也同樣危險。直立上拉（Upright Row）是鍛鍊背部上方斜方肌（Trapezius）的運動，如果像上圖一樣手肘舉起位置過高（如上圖所示），可能壓迫到位於肩膀部位的神經叢——臂神經叢（Brachial Plexus）。如果手臂有麻痺的感覺，或是手臂出現不適感，那麼就要懷疑問題是否出在這裡。就算不是這種運動，也應避免像上圖一樣，採取過度抬高手臂超過肩膀的姿勢。

- 不管是哪一種肌力運動，只要是頸後下拉重物這類的運動，都會造成不自然的動作，成爲運動傷害的原因。
- 雖然錯誤的姿勢感覺好像受到更大的刺激，不過這只是疼痛的作用，很難看作是運動的實際效果。
- 將手肘高舉過肩，可能壓迫神經引起疼痛。

34 造成傷害的健身器材是臥舉床?!

要稱爲好身材必須具備哪些條件呢?再怎麼說，還是要線條分明的腹肌，以及男性結實的胸膛，才稱得上是好身材吧。爲了鍛鍊結實的胸肌，一定要使用臥舉床，不過臥舉床卻比我們想像中要來得危險，它可能造成手腕、肩膀、背部以及腰部等上半身各處的傷害。

圖⑬

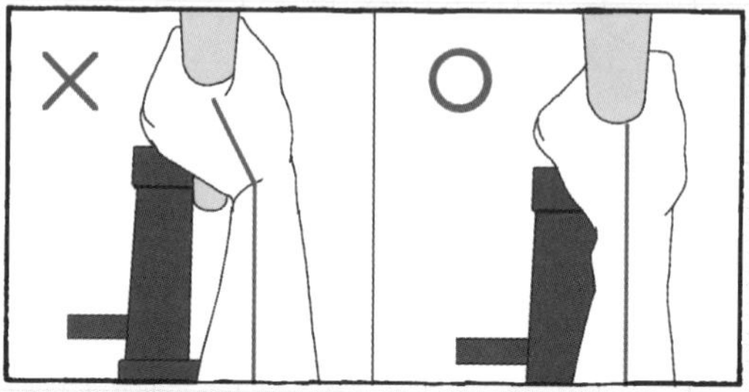

手腕向後彎的話，會造成手腕疼痛，並有槓鈴掉落的危險。

圖⑭

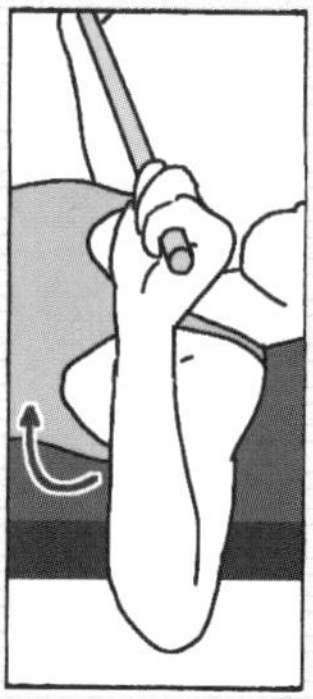

槓鈴握舉寬度過大，在向下時，手臂與身體間的角度達90度。

圖⑮

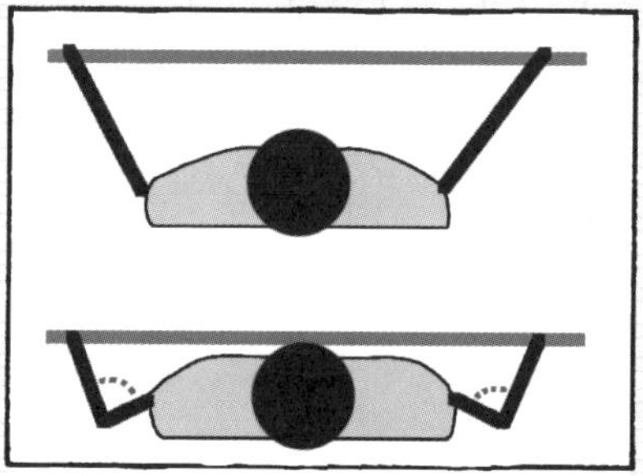

槓鈴握舉寬度過大，在向下時，手肘超過90度，肩膀拉長。

圖⑯

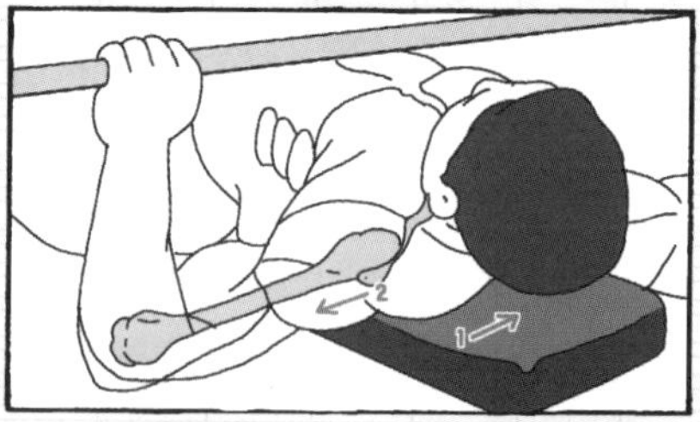

放下槓鈴時，肱骨向內收回；舉起槓鈴時，肱骨必須再向外伸出，但是臥舉床妨礙此一動作。

首先必須保護的是手腕。偶爾會聽到有人抱怨做完肌力運動後，手腕又痛又痠。**手腕之所以經常出現疼痛感，原因就在於握住槓鈴的姿勢錯誤**。

握住槓鈴時，手腕向像圖⑬一樣向後凹摺，將使前臂（手腕與手肘之間）被過度拉長，超過可正常活動的範圍，一用力就會造成手腕的傷害。

運動時若採取與圖⑬相同的姿勢，爲了支撐與調整手中的槓鈴、重物，會對肩膀與手肘施加更大的壓力，不僅原本預期的部位受到較少的刺激，也會造成肩膀與手肘的問題。

手腕疼痛時，或是爲了舉起更重的器材，而採用五根手指同一方向的開放式握法，不僅會使手腕彎曲度增加，在舉起或放下重物時，槓鈴也有可能滑落，因此這個姿勢又稱爲**「自殺式握法（Suicide Grip）」**。這種情況下沉重的槓鈴可能會砸落頸部，因此運動時一定要像右圖一樣緊抓槓鈴。

第二，肩膀疼痛是由於握住槓鈴時手臂間距過寬，因此應避免握得太寬。肌力運動造成肩膀受傷的原因有許多種，不過就胸部運動來說，如果採用握舉寬度超過肩膀寬度的寬握法來運動，就很容易受傷。如果握舉寬度超過肩膀的寬度，雖然更有肌肉被拉開的感覺，似乎運動效果更大，不過以下兩項原因可能造成肩膀的傷害，運動時握槓鈴的手臂間距太寬，會讓手肘彎曲近90度，使肩膀過度拉長，造成過度拉長的肩膀肌肉疼痛。另外，握槓鈴的手臂間距太寬，手臂與手肘會稍微向上，這個角度使手臂與身體間的角度達到90度。肩膀活動的角度越是大於90度，肩膀關節越是處在不安全的狀態下，對肩膀關節施加的壓力也會逐漸增加。所以在不同的情況下，不僅會造成肩膀肌肉的疼痛，肩膀關節的不安全性也會成爲受傷的原因。

手臂的握舉寬度如果比正常寬度要寬，則槓鈴的移動距離比正常寬度要短。也就是說，如果覺得握舉寬度過大，就減少移動的幅度，那麼肌肉的物理運動量反而可能減少。

第三，如果背部感覺疼痛，就應該立刻改變運動。只要是有做過握舉床的人，任誰都有過背部或肩胛骨部位疼痛的經驗。可是這種疼痛問題不在於錯誤的運動姿勢，而是用來做運動的臥舉床本身就不適合胸部運動。

手臂的活動與位於背部、俗稱雞翼骨的肩胛骨息息相關。

放下槓鈴時，背部緊繃，肱骨向內收回；舉起槓鈴時，位於背部的肩胛骨展開，手臂向外伸展。但是提供身體躺著運動的臥舉床卻阻礙了肩胛骨的動作，使肩胛骨無法順暢活動。由於原本應該要一起動作的某個關節動得更少甚至無法活動，所以在做該動作時，原本應當使用到的肌肉當中，就出現了肌肉使用較多和使用較少的失衡現象。所以臥舉床會造成肩膀與背部的疼痛，或是在抬舉、轉動手臂時產生不適感。

要確定背部或肩膀的疼痛和手臂活動的不適，是否與在臥舉床上運動有關，有一個簡單的分辨方法。那就是以伏地挺身做手臂自由活動的運動，如果沒有出現以上症狀，就可判定爲臥舉床所導致。這時在使用臥舉床做肌力運動時，別將槓鈴放得太低，或是另外以其他運動來代替，也是一種方法。

第四，腰部應貼平坐墊。使用臥舉床時，爲了提起更重的重物，腰部經常會脫離臥舉床，呈現拱形的樣子。以腰部脫離臥舉床的姿勢來運動，雖然能夠舉起更重的東西，但是這個重量會完全將負擔加諸於腰部之上。

使用臥舉床時，兩腳緊貼地面，腰部也應緊貼坐墊，這種姿勢運動才是最安全又正確的方式。

- 從事臥舉床這一類型的肌力運動時，大拇指與其餘四指應指向不同方向握住把手或槓鈴，並伸直手腕。
- 使用臥舉床時，握舉槓鈴的手臂間距勿太寬。
- 如果因爲臥舉床導致肩膀與背部疼痛，則應以其他運動代替。
- 運動時，應維持兩腳踩穩地面，腰部貼平坐墊的姿勢。

35 肌力運動最危害膝蓋與腿部?!

原本想透過運動獲得健康，卻適得其反失去健康，那麼如果有些運動可能傷害必須常保健康的膝蓋，又該怎麼辦呢？

部分被認爲比較安全，或是頗具效果的運動，仍存在不少爭議。尤其以下這些運動都被強烈質疑可能對膝蓋有不良的影響，其中一項是利用「史密斯機」從事「蹲立（Squat）」的動作，另一項是腿部伸張機（Leg Extension）與腿部推蹬機（Leg Press）。在許多人的認知中，這些就是下體運動的全部，那麼這些運動爲什麼會受到批評呢？

大腿前側的肌肉稱爲股四頭肌，是讓大腿看起來厚實精壯最重要的肌肉。不過正如字面上所說的「四頭」，股四頭肌是由四條肌肉所組成，只偏重訓練其中任何一側的運動就會產生問題。

尤其在運動中越少訓練到最內部的肌肉，問題越嚴重。膝蓋的膝蓋骨（或稱髕骨）能向內或向外屈伸，如果大腿肌肉具備正常的肌力，就不會引發膝蓋的疼痛，反之就會引發

圖⑰

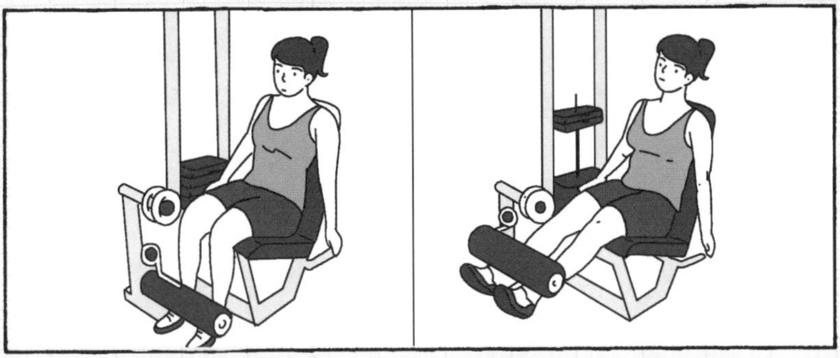

腿部伸張機

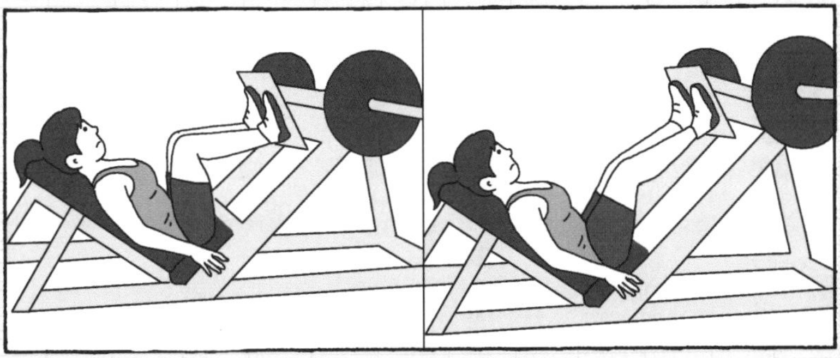

腿部推蹬機

髕骨股骨疼痛症候群（Patellofemoral Pain Syndrome）。

我們都知道，利用腿部伸張機與腿部推蹬機等器材從事肌力運動時，膝蓋完全伸直出力會更有效果，受到的刺激更大，但是這有可能造成肌肉發展的偏差。膝蓋完全伸直時，內側的肌肉反而無法獲得大量的刺激，造成肌肉發展的失衡。因此擔心膝蓋或關節問題的人，運動時最好多加注意，避免膝蓋完全伸直。

使用腿部伸張機的情況較爲嚴重。因爲只集中運動大腿前的股前肌群，導致腿部肌肉發展失衡；另外膝蓋屈伸時，關節的活動與器材的轉軸並不一致，因此也有人主張腿部伸張機可能成爲膝蓋關節的負擔。如果本身膝蓋關節不健康的話，倒不如不做來得好。

蹲立這一個動作，幾乎可以達到近乎全身運動的效果，稱得上肌力運動之王。因爲一開始很難做出正確的動作，因此必須借助於史密斯機，不過仔細觀察自己運動的地方，不但沒有可以蹲立的空間，而且史密斯機槓鈴的運動路徑通常是已經固定的了。

不過，使用史密斯機從事蹲立時，有幾項缺點。

首先就是固定的運動路徑。固定的路徑雖然具有能讓運動保持平穩的好處，但是因爲運動時不需要努力追求平衡，當然就無法期待能爲維持身體安定的肌肉帶來多大的運動效

圖⑱

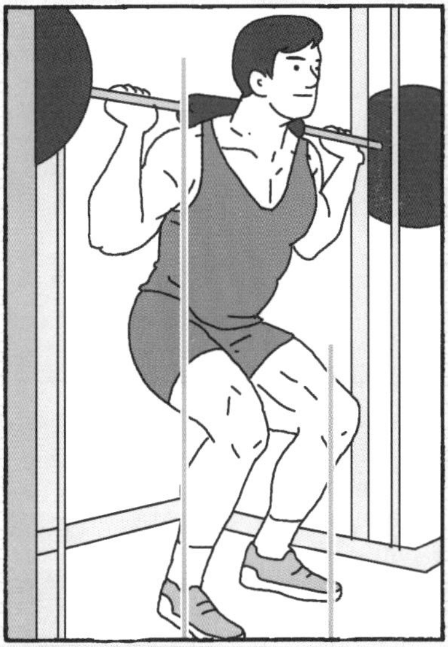

兩腿未向前站立的姿勢

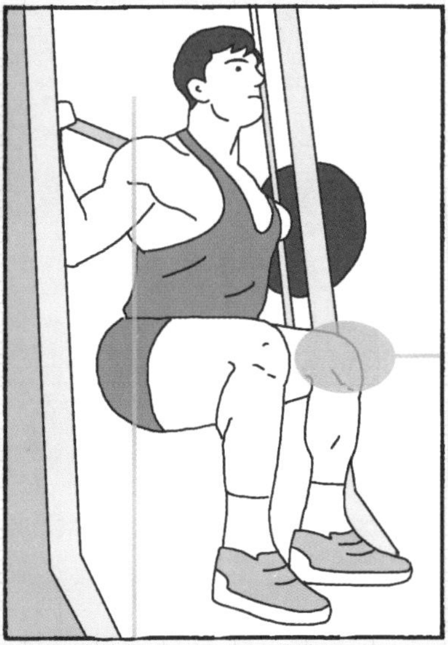

兩腿向前站立的姿勢

果，導致肌肉發展的失衡。

第二是在史密斯機上進行蹲立時，不管用什麼方法都存在受傷的危險。在史密斯機上蹲立時，隨兩腿位置的不同，使用的方法也不同。當兩腿位於身體下方時，膝蓋向前傾斜，壓力集中於膝蓋前方；又兩腿向前站立時，腰部勉強挺直，原本應該被分散的壓力被集中至腰部與膝蓋。因此就算用任何方式運動，也會帶給膝蓋關節不良的影響。

不過，如果運動的目的只在於訓練大腿股四頭肌，則可獲得加強訓練的效果。因爲這個理由，至今仍有許多人樂於在史密斯機上練習蹲立。但是如果以爲這個方式比蹲立更方便安全而貿然爲之的話，也有可能因此受傷。

看似為肌力運動，實則不然

許多人以為運動隔天沒有感到肌肉痠痛的話，就是運動不夠充分。但是肌肉的痠痛是因為過度從事一項新的運動時，肌肉纖維受傷所產生的現象。並不是每一次都要感受到這種肌肉的痠痛才行。

如果每次運動時，都有痠痛與不適感，那麼通常是因為身體受傷了，而不是因為運動做得好。如果為了獲得更多的刺激與更大的效果而勉強為之的話，身體反而會離健康越來越遠。

● 使用腿部伸張機與腿部推蹬機運動時，膝蓋不要完全伸直。
● 膝蓋關節健康狀況不佳、不清楚自己肌力是否均衡的情況下，避免腿部伸張機也是一種方法。
● 要在史密斯機上進行蹲立時，必須明確了解運動的目的與方法。

36 不管多麼努力不懈也瘦不下來嗎？

二〇〇七年北韓青少年足球代表隊來訪韓國時，曾有機會觀察他們的運動，並檢測他們的體力狀況。發現他們在進行肌力運動時，任意地吐納呼吸，動作也做得很快。就算再怎麼矯正，也只會回答：「如果不這麼做，就沒有運動的感覺。」

當然，就算用沒有太大效果的運動方法來訓練，看起來也如此充滿競爭力，應該要給予掌聲，但是因爲長久與外界隔絕，不知道有可以發揮更大效果的方法，這個事實頗令人惋惜。但是在運動時，讓旁觀者覺得惋惜的人，可不只有與外界隔離的北韓選手們。

走一趟健身房，有些人使用啞鈴、槓鈴，或是在臥舉床等重訓器材上，以又快又大的動作挑戰自己可以承受的動作範圍。也許他們用自己的運動方法，更能強烈感受到「正在運動」的感覺。一邊感覺到肌肉正被使用，一邊覺得講求動作越慢越好的肌力運動看起來遲鈍又無趣。

但是以又快又大的動作來運動，不僅降低運動的效果，每次運動時也會帶給關節與肌肉壓力。

動作做得太快

以快速動作運動的話，會使呼吸變得不穩定或被忽略，影響血管的壓力，使運動後的身體更加疲勞。

而且以太大的動作運動的話，在做出彎曲度過大的動作時，會造成肌肉或韌帶的傷害；做出完全伸展開的動作時，也會使施加於關節的負擔過度增加。

通常彎曲的動作在肌肉與肌肉碰觸時便無法再彎曲，但是伸展動作的極限能做到關節兩側骨頭的接觸。

在骨頭與骨頭接觸的極限範圍內快速運動，加重了關節的負擔。

由於這種動作經常使用到反作用力，不僅有造成肌肉、韌帶以及關節傷害的危險，也可能無法帶給肌肉充分的刺激。

因此在運動時，感覺到肌肉有出力，並且在動作完全伸展開前的範圍內運動，才是安全又有效果的。

圖⑲

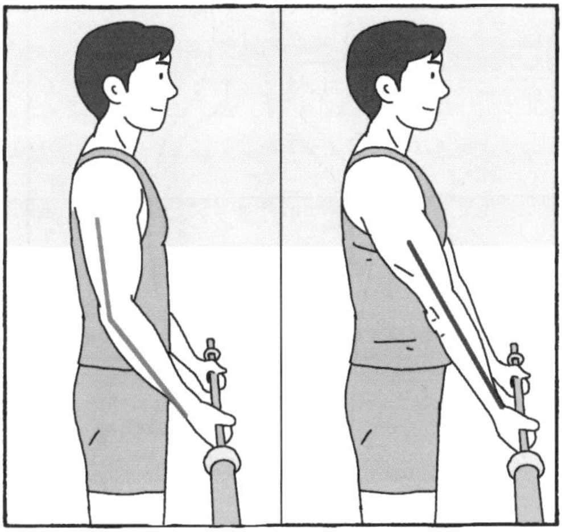

正常—維持對手臂肌肉的抵抗。

完全伸直的狀態—力量無法進入肌肉。

運動時的呼吸，造成暈眩與高血壓

許多人都希望透過運動快速練出好身材，

因此貪心地舉著沉重的器材從事肌力運動。大家都知道，利用沉重的器材少量多次練習更有鍛鍊肌肉的效果，不過有幾個問題常被忽略。

首先就是呼吸。提舉重物時，自然會暫停呼吸出力，這種呼吸就稱爲Valsalva呼吸法（憋氣用力法）。

Valsalva呼吸法是在聲門（Glottis）關閉的狀態下，試圖從胸腔吐出氣體，這時胸腔與腹腔內部氣體的壓力增加，外在出現肌肉的收縮，使身體能支撐與承受重物。

Valsalva呼吸法的優點在於提舉重物運動時，能使身體處在安定的狀態下，不過卻有伴隨血壓升高的缺點。

暫停呼吸後重新呼吸，受到壓迫的靜脈忽然擴張，血液量遽增使血壓急速升高，血壓

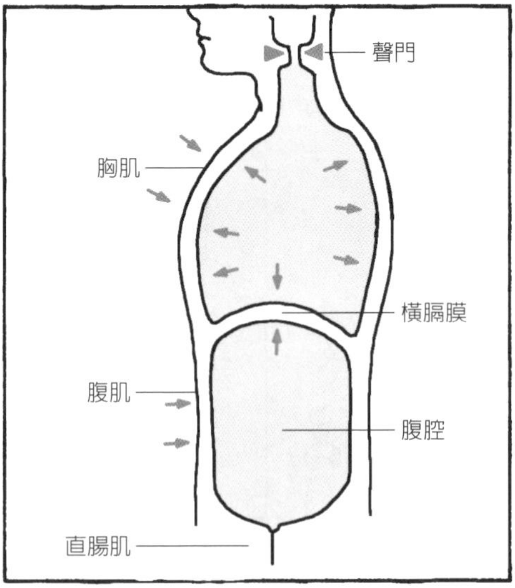

急速升高對罹患高血壓患者等心血管疾病的人來說，相當危險。不僅如此，長期對血管施加不當的壓力，就連正常人也可能罹患心血管疾病。而在運動時，流往大腦的血液量短暫的減少，也可能因此引發暈眩與嚴重的疲勞感。

二〇〇七年所發表的美國運動醫學會會刊中也表示，不只是這種呼吸法，就連在肌力運動前，暫時比平常呼吸還要深的吸氣，都有可能減少流往大腦的血液量而出現問題。

對於Valsalva呼吸法不夠熟練或是還不熟悉的人，以這種呼吸法運動可能會因為疲勞與頭痛、暈眩而失去對運動的興趣，進而產生自己不適合運動的誤解。

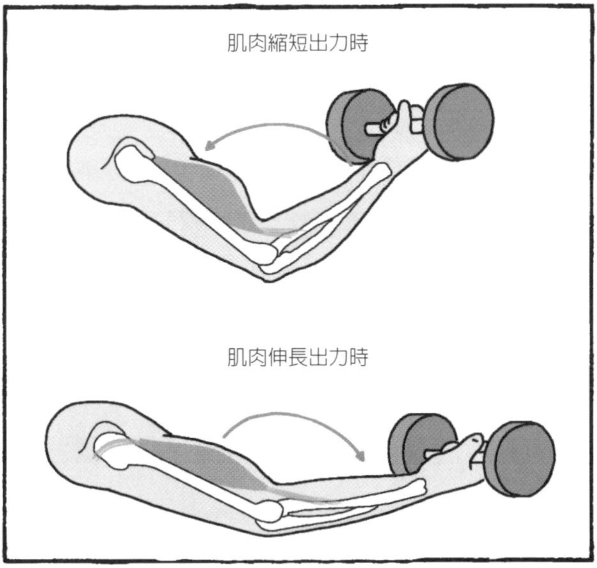

從事肌力運動時，呼吸能保護身體的安全，使身體免於受傷，也是持續供給肌肉氧氣的重要過程。所以用自然正確的呼吸法從事運動是非常重要的。

呼吸要選對時間

「如圖所示」（P167），從事肌力運動時，有肌肉縮短出力的階段與肌肉伸長出力的階段。

其中肌肉縮短時，也就是拉回重物出力時應吐氣；肌肉伸長時，出力回到原本位置之間應吸氣。

出力時吐氣，有助於運動時提高脊椎的安定性。吸氣時以鼻子吸入空氣，吐氣時以嘴巴吐出空氣是很不錯的方法。

防護腰帶，保護腰部卻導致腰部變弱

提舉重物運動時，不只是呼吸，有些人也擔心腰部有可能受到傷害，因此在腰部繫防護腰帶運動。

防護腰帶透過兩種方式保護腰部，第一是提舉重物運動時，防止腰部向後傾斜，第二是增加腹部的壓力，維持運動的穩定。事實上防護腰帶背後較寬，能防止腰部向後傾斜，並增加腹部內部的壓力最多約百分之二十左右，有助於穩定釋放力量。

可是問題在於即使有使用上的需要時才要佩戴，仍然有人因不安的心理而習慣性地佩戴。

持續佩戴防護腰帶的話，原本支撐腹部與脊椎的肌肉應發揮的功能由腰帶取而代之，最後造成維持脊椎安定性的肌肉逐漸弱化。如果不佩戴腰帶運動的話，雖然必須稍微減輕器材重量，但是腹部與脊椎的肌群與腿部、手部的肌肉都能同時運動到。

習慣性使用防護腰帶，就好像被外表華麗，而內部結構不實的建築所欺騙。**如果不是非得使用的情況，最好別使用，並應以適合自己程度的重量來運動。**

- 從事肌力運動時，調整速度以帶給運動中的肌肉充足的刺激。
- 在最少伸展到關節的動作中調整速度。
- 防護腰帶這類輔助器材在必要時才使用。
- 呼吸應確實配合自己的運動與步調調整。

37 只仰賴運動器材就可以變瘦？

從事肌力運動的方法有許多種：有利用自由重量器材（Free Weight）的啞鈴或槓鈴的運動方法；也有使用重訓設備的運動方法。那麼第一次到健身房想要運動的時候，大家都先從什麼運動著手呢？通常會先選擇外觀氣派又帥氣的運動器材吧。比起啞鈴或槓鈴這類自由重量器材，對於運動器材的選擇更是如此，也因爲運動器材容易上手，在達到一定程度之前，通常會將身體完全交由器材。而且我們都知道，使用器材的運動對初學者來說，也是更爲安全且合適的。爲了藉由器材運動獲得充分的效果，就必須調整自己的身體去配合運動器材。

使用啞鈴或槓鈴的自由重量器材訓練，在抓穩重心維持姿勢方面需費一番勞力，所以一開始要以正確的姿勢與正確的路徑移動重物，並不容易。不過卻有在運動當中能夠自由變換動作的優點。而且在這過程中，不僅鍛鍊到參與運動的肌肉，也能培養各種肌肉維持姿勢的能力。

相反的，在使用運動器材方面，不僅必須放棄訓練各種肌肉與培養肌肉維持姿勢的能力的機會，也由於座椅、臥舉床以及把手、軟墊已固定在一定的高度，運動的效果會隨調整的方法而產生差異。如果運動器材不適合自己身體的話，力量便無法傳達到原本想訓練的地方，也無法正確地運動，並增加受傷的危險。

肌肉收縮產生力量，但是隨力量產生的力學位置的不同，有時候不太費力，有時候卻更爲費力。用來從事肌力運動的運動器材雖然各有差異，但是大多是爲了獲得更大的運動效果而被研發出來。舉例來說，使用器材運動時，爲了移動一單位的重量，就必須從肌肉中產生大於一單位的力量。然而這時產生的力量也使關節受到相當大的壓迫力量與傳導力量。在這過程中作爲分散與緩衝的，就是關節的軟骨與脂肪墊（Fat Pad）、黏液囊等關節周圍的組織。如果在運動器材沒有調整到適合身體的狀態下運動的話，別說是運動效果，還會帶給關節與關節周圍組織極大的壓力。

如果累積壓力的話，不僅沒有運動效果，反倒只會增加身體痠痛的部位。

通常在這種情況下，一般人會以爲肌力運動不符合自己，而失去對肌力運動的興趣。不只這樣，有的身體狀況還可能反而每下愈況，做運動變成一件困難的事。

就算是這樣，仍有許多人沒有讓運動器材配合自己身體的觀念，或是直接使用前一位

圖⑳

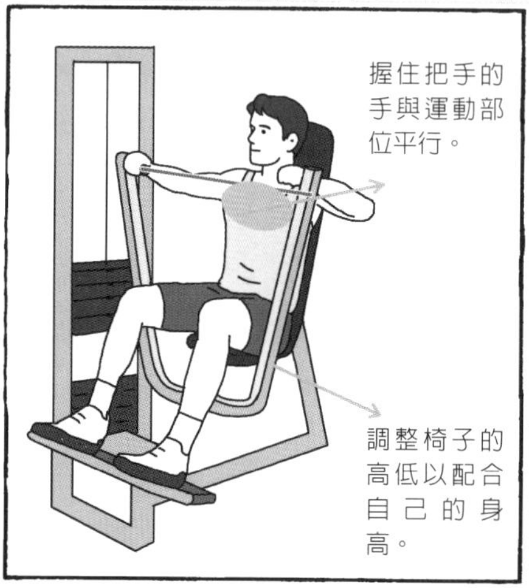
握住把手的
手與運動部
位平行。
調整椅子的
高低以配合
自己的身
高。

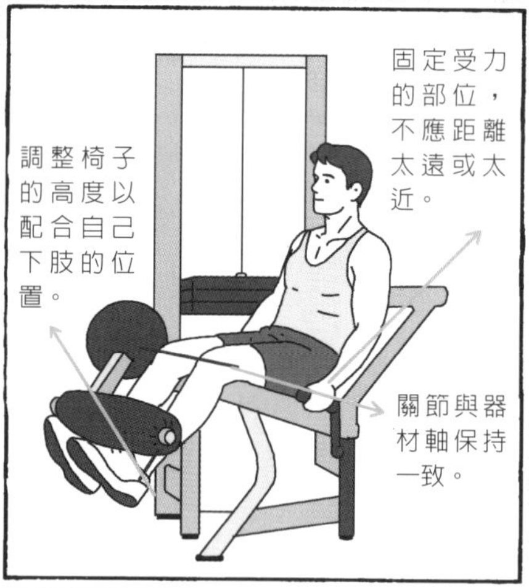
固定受力
的部位，
不應距離
太遠或太
近。
調整椅子
的高度以
配合自己
下肢的位
置。
關節與器
材軸保持
一致。

所調整好的。只要向教練詢問，就會詳細告訴你配合自己身體調整器材的方法。這當中存在幾項原則。

如果運動器材是以一個軸爲中心向兩邊活動的類型，那麼應該盡可能讓關節的中心點與軸保持一致。如果腿部必須接觸軟墊時，最好維持一定的接觸點，並調整器材距離身體不會太遠或太近。另外若是握住把手的運動，應將把手調整至與運動部位平行，並調整椅子的高度。

如果對運動已有一定程度的熟悉與自信心的話，最好也同時進行使用啞鈴與槓鈴的運動。

- 雖然以自由重量器材運動不太容易掌握，不過卻能提升相對應的肌肉以及各種肌肉的能力。
- 如果使用運動器材的運動沒有配合自己的身體，不僅會降低效果，恐怕也有受傷之虞。

38 快速練出好身材，會破壞身體的機能與均衡？

走入健身房看到動作複雜的運動，既覺得做來辛苦，也覺得好像無法快速學起來，而且對練出粗壯的肌肉似乎也沒有幫助。可是如果曾在電視節目中看過電影《三百壯士》或歌手Rain的訓練法的話，大概會知道這些人曾用跳輪胎或利用大錘等道具，並融合各種動作來運動的方法。

比起單一動作的運動，以困難複雜的動作來運動，意味著可以同時使用到更多的關節與肌群。簡單來說，在做伏地挺身時，同時使用到肩膀與手肘的關節；而做出肩膀與手肘屈伸的動作時，則運動到相對應的肌肉。坐下起立的蹲立動作也一樣使用到髖關節與膝蓋關節，另外不只是腿部肌肉，連骨盆與腰部的肌肉都運動到了。

單純以一個動作來運動，意思就是運動中只有一處關節參與運動。因爲只有以一個動作來運動，所以只運動到該關節相對應的肌肉。最具代表性的例子，就是利用腿部伸張機的運動，或是訓練二頭肌的運動——手臂彎舉（Arm Curl）。在這兩種情況下，只運動到下半身各種肌肉中位於大腿前方的股四頭肌，或是只運動到手臂前方的二頭肌。

動作複雜的運動大多讓人感到困難，但是這類運動不僅能強化自己預期的肌肉，也因爲融和各種動作，所以是與日常生活中會使用到的動作與肌肉息息相關的運動。舉例來說，人類在步行時，從腳底到髖關節各種關節與肌肉都有活動到，這個過程就類似於日常生活或實際體育活動的動作。所以可以稱作是利用日常生活中身體所做的動作，來提升相關機能與肌力的運動。

一次能夠使用到各種肌肉的運動，其優點如下：

——在運動過程中消耗更多的卡路里；運動後也消耗更多的能量。

——提高類似實際運動與活動的刺激。

——全身都在運動。

——提升身體的協調力、反應時間與均衡。

——提升關節的穩定性與表現該關節活動的肌力的均衡。

——減少體育活動中受傷的危險。

——比單關節運動（Isolate Exercise）更能提升心血管的循環。

——可藉由不同的運動方法改善肌肉疲勞度。

	複合型運動 一次使用各種關節與肌肉的運動	單關節運動 只刺激目標肌肉的運動
大腿肌肉	蹲舉、腿部推蹬機、弓箭步	腿部伸張機
後腿肌腱	硬舉（Dead Lift）	後勾腿（Leg Curl）
小腿		踮腳（Calf Raise）
胸部	臥舉床、伏地挺身	飛鳥（Fly）、過頭舉（Pullover）
上斜方肌	屈體划船（Bent-over row）、引體向上、下拉（Pull-down）、上拉（Pull-up）	聳肩（Shrugs）
肩膀	肩上舉（Shoulder Press）、直立上提（Upright Row）	前抬舉（Front Raises）、側邊舉（Lateral Raise）
三頭肌	槓上屈伸（Dips）	三頭肌下推（Push-Down）、啞鈴反舉（Dumbbell Kick Back）、三頭肌伸展（Triceps Extension）
二頭肌		二頭彎舉（Biceps Curl）
腹部	抬腿（Leg Raise）	捲腹（Crunches）、仰臥起坐
腰部	硬舉、早安運動（Good Morning，鞠躬動作）	下背伸展（Back Extension）

——可鍛鍊更多的肌肉。

相反的，以單一動作來運動，只有相對應的肌肉增強變壯。雖然相對來說肌肉的成長快速，但是若沒有完善的計畫，反而可能引起身體肌力的失衡。所以若非專門運動的人或熟悉運動的人，以複雜的動作來運動的複合型運動更有益處。

在複合型運動中使用到的各種關節與肌肉，就類似日常生活與體育活動中所使用到的動作，也是鍛鍊身體均衡最適合的運動。手臂肌肉由前面的二頭肌與後面的三頭肌所組成，二頭肌扮演彎曲手臂的功能，三頭肌扮演伸展手臂的功能，手臂不只有這兩條肌肉，不同的關節與相關肌肉在不同的位置上各自發揮不同的功能。

然而未使用到許多肌肉的運動大多沒有顧慮到這點，進而破壞正常肌力的比例與均衡。在訓練表現關節各種動作的肌力時，自然能維持正常肌力的比例，但是如果只強化某一側的肌力，就會違反此一比例。脫離正常範圍的話，在運動或使出強大的力量時，將增加受傷與傷害的危險，並使關節累積壓力。

對運動的知識或正確的計畫不足就貿然運動，便會讓人誤以爲在做讓身體看起來健壯的運動。以鍛鍊身體前面肌肉爲主的運動，可視爲健身風潮帶起的錯誤觀念。將運動看作是爲了表現給他人看而鍛鍊身體的必經過程，這種想法可能造成自己身體發展的失衡，變成只是一塊一塊毫無用處的肌肉附著在身上而已。

腿部伸張機只活動到膝蓋關節，因此只有運動到位於大腿前面的大腿肌肉。相反的，腿部推蹬機同時使用到腳腕、髖關節、膝蓋關節，能全面運動到大腿前的肌肉與大腿後的肌肉。如果從事單一動作的運動，將使肌肉的發展失衡，也因爲這種運動的效果顯著，因此失衡的狀況會逐漸加重。

失衡的情況逐漸加重，就不是透過運動來保護關節了，而是讓身體暴露在危險之中。然而我國民眾的肌力均衡情況，與正常的肌力比例有很大的差距。在熟悉運動，並且能自我調整肌力之前，最好

動作	肌肉比例
腳腕向下彎曲：向上彎曲	3：1
腳腕向內彎曲：向外彎曲	1：1
手肘伸展：彎曲	1：1
肩膀上抬：下降	3：2
全身伸展：彎曲	1.2：1
膝蓋伸展：彎曲	3：2

圖㉑

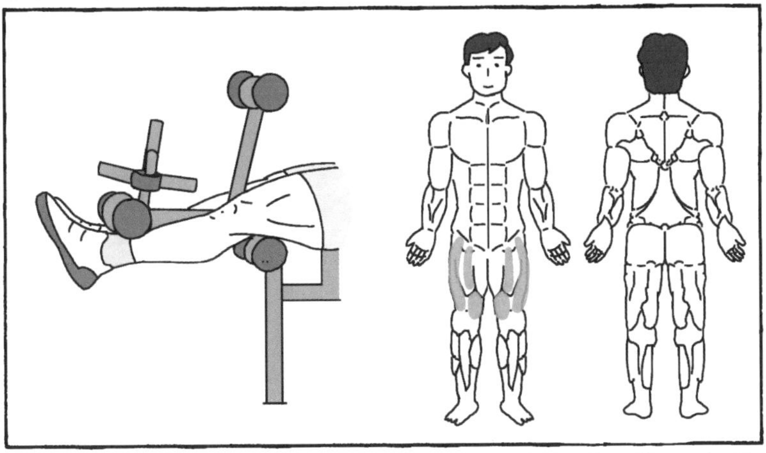

腿部伸張機只使用到膝蓋關節，因此只有鍛鍊到大腿前面的肌肉。

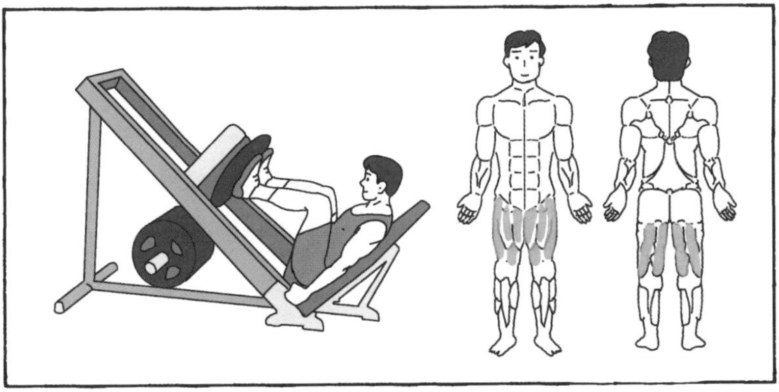

腿部推蹬機同時使用到髖關節與膝蓋關節，能同時鍛鍊到大腿前後的肌肉。

還是從事能均衡鍛鍊身體的運動。

●越是動作簡單，肌肉能快速變得粗壯的肌力運動，越不符合身體的機能與平衡，運動前應先設定好完整的計畫。
●以單一動作來運動，或是偏重式的肌肉鍛鍊運動，會造成身體的失衡。

39 能夠毫不費力又快速地練出肌肉嗎？

瀏覽電視購物或雜誌，可以看見身材絕佳的年輕男女擺出誘人的手勢。「想要魔鬼的身材嗎？」這類廣告詞吸引著觀眾目光，說是用這個運動器材運動幾天，您就能得到結實的腹肌與健康。又說這些運動器材就算不出力，效果也比之前所做的運動更大。許多人被這甜言蜜語所迷惑，不知不覺間已舉起話筒訂購了。

提出各自的理由，並自豪地宣稱效果勝過既有的運動器材，這些說法真的可以相信嗎？

腹部運動器材

瞬間流行起來，卻又瞬間銷聲匿跡的運動器材中，又以腹部運動器材最多。特別是在器材名稱前加上「ab」字母的情況更多，這些大多數都沒有太大效果。

有一款附有墊背與把手，名爲「ab away」的運動器材，宣稱能夠以舒適的姿勢從事更具效果的腹部運動，不過使用者幾乎在身體向後躺的狀態下坐著運動，當然無法給腹肌充足的刺激。只會刺激毫不相干的髖關節的屈曲肌。腹肌在全身彎曲的姿勢下，才能獲得更大的刺激，所以躺在平地上的傳統方式反而更有運動效果。

還有附帶輪子，讓身體前後滑動的「ab roller」等運動器材，在美國AOL所選出最不具價值的家庭用品中，足足排上第四名。

如果以這項器材運動的話，因爲感覺非常吃力，好像立刻就能擁有完美的腹肌一樣，可是這與一般腹部運動的捲腹相比，效果毫無差別。再加上外型與功能簡單，使用效果與槓鈴也沒有太大差異。

另外，從健身房到三溫暖等許多地方都可以看到這個常被稱爲「倒立機（Inversion Table）」的器材，在使用這項器材時，有幾點要特別注意。這項器材具有能幫助腰部疾病

圖㉒

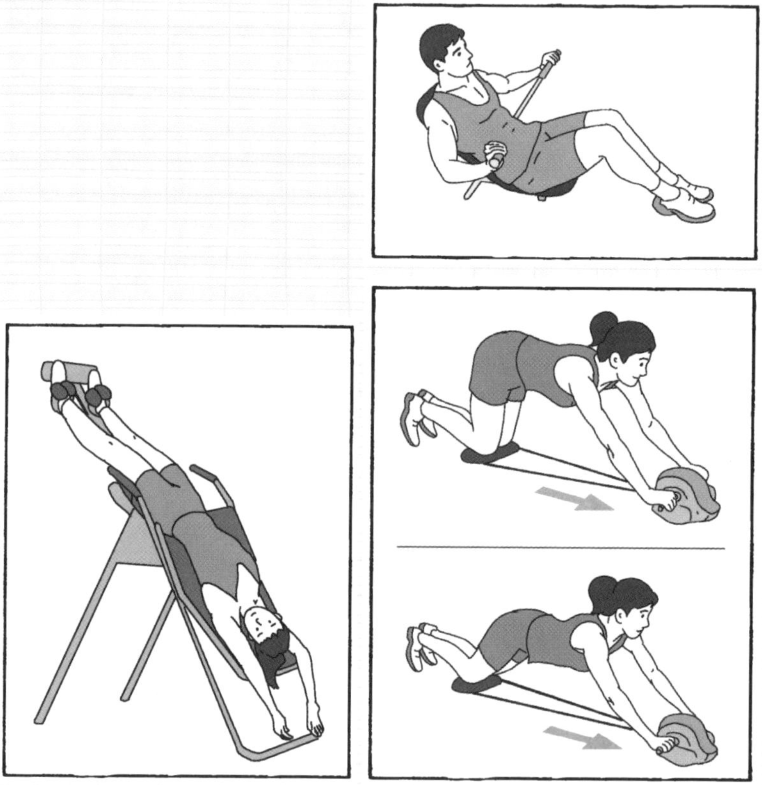

倒立機　　　　腹部運動器材

患者緩和腰椎受到的壓力的優點，但是在後仰的姿勢下做腹部運動的話，可能爲腰部帶來許多壓力，眼睛、頭部與頸部的血管壓力也會升高。對有腦中風、心臟病、高血壓的患者來說非常危險，也可能引發青光眼。

全身運動器材

有時候市面上也會特別推出腿部專用的運動器材。但是在離開這種器材站到地面時，大多會發生同樣的問題。利用這些器材運動或跳躍時，雖然能使用更多能量，並減少對關節的衝擊，但是在離開器材站到地面時，會對步伐節奏與姿勢造成不良影響，而脫離了正常的姿勢與步行。還有，在忽然站到地面時，會有一段時間無法在地面上維持平衡，因此不建議長時間或長期使用。

小時候每個人大概都到過學校附近玩跳跳床，跳跳床與目前爲止受到批評的其他運動器材不同，是受到更多好評的器材。因爲對關節不會有太大衝擊，比起在平坦堅硬的普通地面運動，還可以使用到更多肌肉，消耗更多的能量。而具有彈力的床面也間接運動到腹部的肌肉，所以可說是非常有效果的運動。但是這項器材也有必須注意的地方，那就是跌倒，有時候可能在運動中失去平衡而跌倒；有時候也可能在回到地面後一時感覺難以維持平衡而跌倒。就算不使用跳跳床，健身墊這種類型的器材也可獲得類似的效果。

圖㉓

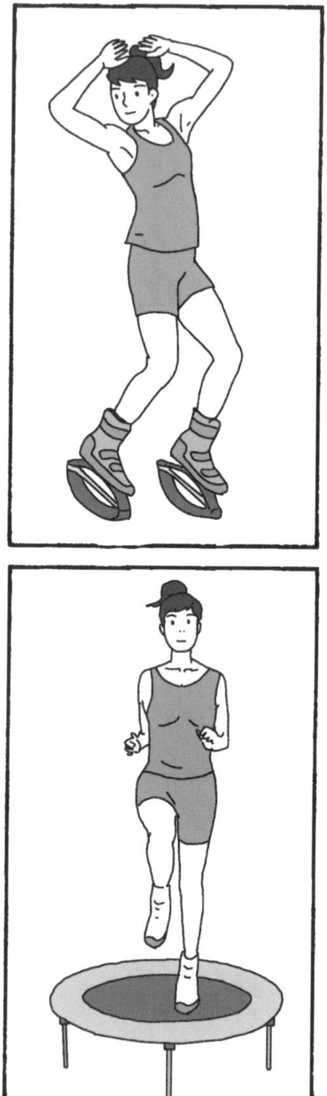

動動機（震動健身機）

有一種什麼事都不用做，就能幫你減肥，相當吸引人的運動器材，它的名字就是震動健身機。也就是只要站在不停抖動的運動器材上，就能分解脂肪，看見運動的效果。但是眞的有運動效果嗎？或者只是過度渲染效果的廣告而已？

圖㉔

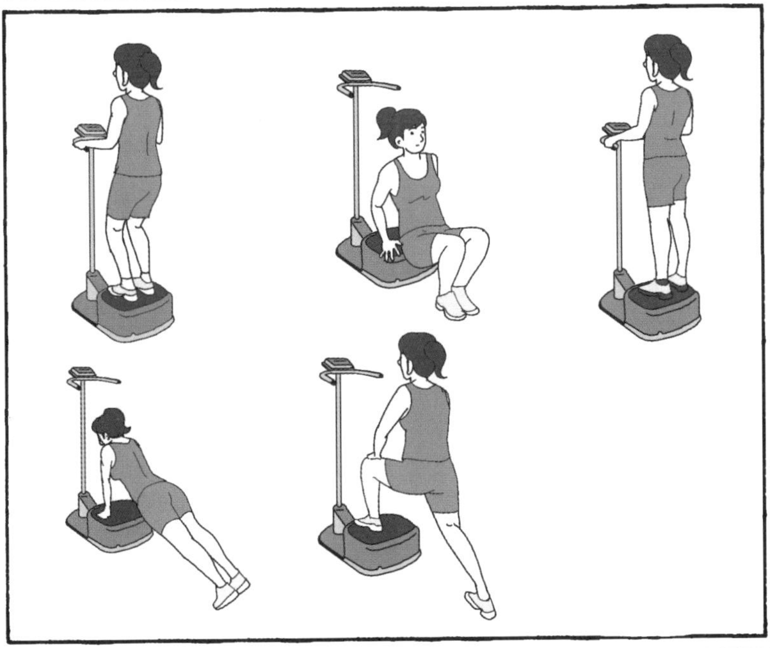

各種姿勢中，騎馬姿勢的運動效果最大，也最安全。

因爲震動健身機對骨質密度、肌力與爆發力有部分的效果，原本是爲了獲得這部分的效果才被使用的。但是隨著時代的改變，震動健身機逐漸以瘦身與減重的器材受到關注。

震動健身機的能量消耗量隨姿勢與強度而不同，通常騎馬姿勢或後腳跟伸直的姿勢能量消耗量最大；高強度時消耗的能量，也比不動時高出三倍。但是三倍的數值可看作是人類在緩慢行走時，所消耗能量的水準。

可能有人會想：「那麼，總比什麼都不做要來得好吧？」但是從實際面來看，要維持這種強度超過十分鐘，是非常困難的事。通常以一般人最常使用的站立姿勢來說，只能消耗高出靜止時二倍的能量，連緩慢行走的水準都不到。再加上維持震動健身十分鐘以上，還有可能出現頭暈、浮腫的症狀，所以並不推薦使用。

另外還有一個地方可以看到與震動相關的訊息，那就是「產業災害保護法（譯註：即職業災害保護法）」。

適當的運動可以獲得效果，然而過度的運動也會成為壓力。過度處在震動狀態下的職業駕駛，容易因汽車的震動而出現脊椎疾病；使用電鋸或電鑽等工具的工作者，則會罹患名爲「雷諾氏症候群（Raynaud's syndrome）」的血液循環障礙疾病。

震動健身雖然比什麼都不做還要有效果，但是選擇走路才是更明智的選擇。如果非得使用震動健身機的話，最好採取運動效果較大、對脊椎衝擊較少的騎馬姿勢或後腳跟伸直的姿勢。而且一次最多不超過十分鐘。

回顧這幾種運動器材，如果說從這當中體會到了什麼道理的話，那就是：不是說器材外表看起來神奇又華麗，就能帶來特別又驚人的效果。減肥方法是如此，運動方法或器材也是如此。宣稱能一次改變身體的東西，通常都有與其效果相等的副作用。

- 沒有不費力就能獲得極大運動效果的方法。與其被這些用虛假的商業手法欺騙我們的廣告或宣傳牽著走，倒不如確實謹守原則運動。
- 再怎麼好的運動器材也應適當使用，配合目標使用才能看得到效果。

Part 004

想擁有被運動傷害的好身材，還是健康的好身材？

解答 ⟶ 健康運動法 40～55

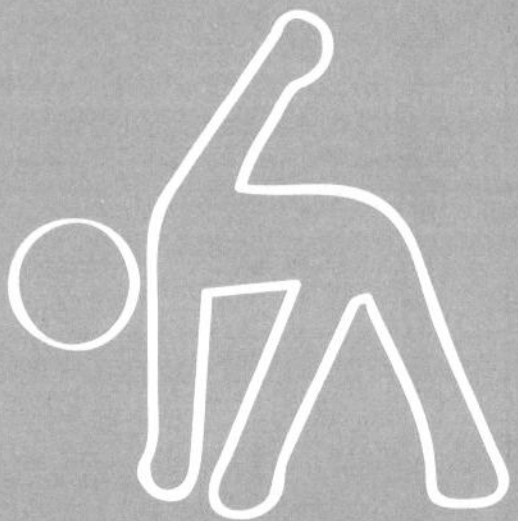

40 運動可能讓你變得更老?!

最近收看電視上的綜藝節目，可以看見讓藝人或一般民眾馬拉松式運動的單元。電視中這些人爲了練出毫無贅肉的完美身材，快速減輕體重，流下豆大般的汗水，運動到上氣不接下氣。

有運動習慣的人，經常對剛投入運動的人這麼說：「喂，做錯運動的話，會變更老喔。」如果運動到全身癱軟的話，雖然可能在短時間內練出完美的身材與健康的身體，但是反而可能讓自己的身體變得更老，這點務必要牢記在心。

大家都知道運動是好的，不過若是爲了變年輕而運動，有一點一定要先了解，那就是「人類爲什麼會老?」關於老化的原因雖然眾說紛紜，但是最近有兩項論點受到許多支持。其一是隨著時間的改變，位於DNA兩側末端的端粒（Telomere）會逐

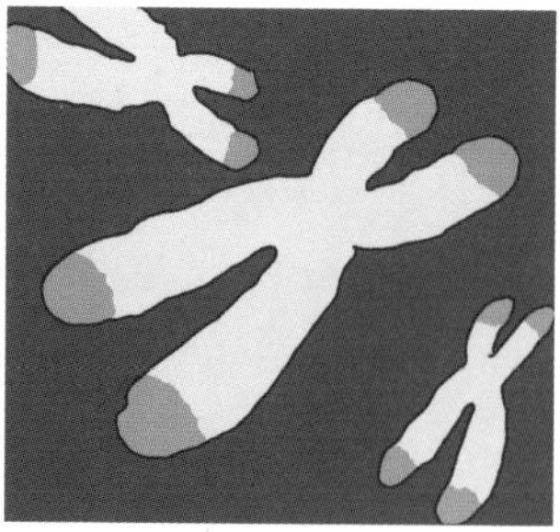

端粒

漸變短的基因預設說（Genetic Program），另一項則是活性氧帶來的酸化壓力，造成細胞受傷並出現老化的破壞說（Stochastic or Random Damage）。

不過在測量DNA的端粒長度，並研究運動與「年輕」的相互關係後，得到了運動有助於維持DNA的年輕與健康的結論。據說一星期運動三小時以上的人，比起沒有達到這個標準的人，其DNA約年輕九歲。

那麼活性氧又是如何？由於活性氧加快老化的速度，引發疾病，所以許多健康食品皆各自標榜含有去除活性氧的抗氧化劑。但是運動除了具有抗氧化的效果，也有產生活性氧的效用。兩種反應的差異隨運動的型態、時間與強度而有不同。

——運動強度越高，越促進活性氧的產生。如果從事強度高到自己覺得吃力的跑步或運動，則不僅運動中促進活性氧的產生，運動後甚至可能出現免疫力下降的現象。

——需要靜態的肌肉收縮或瞬間爆發力的運動，會促進活性氧的產生。靜態的肌肉收縮是指沒有任何動作，卻需要許多力量的運動。靜態的肌肉收縮像是使盡全身的力量推牆壁等類型的身體活動，而必須使出瞬間爆發力的運動則像是全力衝刺跑等短跑類型的身體活動。

——恢復或治療運動後肌肉的損壞所造成的傷口，在這個過程中也會產生活性氧。

揮灑汗水運動，也許會讓我們的身體變得更老。**運動雖然讓人變得更年輕更美麗，但是「過度吃力」或是「瞬間爆發」的運動，反而會危害身體**。強度高且吃力的運動，會降低運動後一到兩天內的免疫力。規律而適當的運動能提升免疫力，是讓我們身體年輕的絕佳抗氧化劑，但是過度的運動卻可能讓身體老化，使身體罹患感冒。

適當（運動後肌肉不會痠痛的程度）且規律的運動，能讓身體更加年輕健康。最多還可以比現在的歲數年輕九歲。

揚棄快速達到效果的運動方法

希望短期內擁有完美的身材與大塊結實的肌肉，而猛舉重物，或是只做單一動作的運動，只會增加肌肉的大小，卻會造成身體受傷或失衡。因為可能練出在實際生活中毫無用處的身體，所以應該規劃好同時提升自己身體的機能與均衡的運動。就像吃東西偏食或過量飲食會造成腹瀉一樣，不走輕鬆的道路，不偏重運動，才能練出健康的身體。

不管是哪一種方法，只要是快速帶來改變的運動，都有可能帶來副作用大於效果的後果，這點應牢記在心。

- 過度的運動加重身體的壓力，反而使身體老化。
- 過度的運動降低免疫力，反而使運動後幾天的身體處在對疾病與傳染病缺乏抵抗力的狀態。

41 打造完美身材的循環訓練也會傷害身材？

環顧捷運站附近或人潮聚集的地方，經常可以看見掛著寫有「循環運動」的看板。循環運動又稱爲「循環訓練（Circuit Trainning）」，許多地方都有開設這樣運動課程。循環運動是能打造漂亮且輕盈的體態，提升心肺耐力，又能兼做肌力運動的複合式運動。尤其因爲循環訓練能打造輕盈有雕塑感的身材，又相對節省時間，所以頗受許多有心減重者的青睞。

循環訓練是指融合心肺耐力運動（有氧運動）與肌力運動，連續進行約六～十二種動作或類型而不休息的運動。做完一個循環（Circuit）就稱爲一組，一組結束後休息，再重新開始這一組訓練。

據說循環運動比起既有的肌力運動更能提升心肺耐力，也能消耗更多的卡路里，減少脂肪。加上可以同時多人進行，所以一時廣爲流傳。與肌力運動相比，循環運動不會使血壓大幅上升，對高血壓患者來說相對較安全，較受到推薦。

因爲循環運動一次就能解決運動者期待的所有效果，具有無數優點，相對來說，它的缺點就不算太大的問題。不過有時這種運動方法的效果與安全性，仍讓人存有疑慮或批評。

循環運動具有不同於其他運動方法的優點，而其缺點就是從這「不同」中所衍生出來的侷限。循環運動本身的侷限有三種原因，可能降低運動效果或引發問題，說明如下。

第一，肌肉不易變粗的問題

循環運動課程中，肌力運動的反覆次數大致上比一般從事肌力運動時的次數稍微要多。通常超過十次以上，達到十五～二十次，然而為了增大肌肉，必須減少次數並增加重量。所以如果運動的目的在於鍛鍊粗壯且健康的肌肉的話，這並非合適的運動方法。如果拘泥於這種循環運動方法，並增加訓練重量，馬不停蹄地運動，最後可能導致受傷或筋疲力盡。

當然，受傷或筋疲力盡是在進行超出自己體力狀態的課程時才會發生，程度的輕重隨重量而有改變。

第二，對於運動速度的問題

第二個問題是在從事循環運動時，肌力運動動作的速度比一般肌力運動的速度還快。當然，不能說肌力運動的速度慢就是好，不過依照運動的目的加快動作的速度，通常更有效果。尤其想要打造輕盈敏捷的體態時，更是如此。但是無法適當控制動作速度的人，也會出現肌肉與關節的問題。另一方面，有時動作也會超過正常範圍，或是過度拉長肌肉，不過就算想自在愜意地運動，也必須在一定的時間內反覆規定的次數，所以會有自己不自覺加快速度的問題。

第三，運動器材配合身體的問題

最後一點，在使用各種運動器材時，如果在運動器材沒有配合身體的狀態下運動的話，恐怕會產生問題。如果在運動器材沒有配合自己身體的狀態下快速運動的話，不僅身體會受傷，運動效果也可能低於預期的效果。

因爲循環運動法的這些特性，有可能產生問題或得到與預期不同的結果。所以必須要確實掌握自己運動的目標，並考量自己體力的狀況，再來選擇運動。循環運動隨動作的組成或方法、種類的不同，而產生不同的運動目的，所以得好好思考自己所選擇的課程是否適合自己的體力、年齡與運動目的。

- 循環運動雖然是有許多好處的運動，但是應該按照自己的體力與年齡、運動目的加以選擇。
- 循環運動並不適合作爲鍛鍊粗壯肌肉的運動。
- 循環運動如果不具備妥善的運動條件，有可能降低效果。
- 由於循環運動的動作速度會加快，也可能因此出現副作用。

42 肌肉多就是健康嗎？

在韓國，對壯碩的肌肉帶有比較負面的態度。比起粗大壯碩的肌肉，一般人比較偏好看起來緊實的肌肉，相較於男性，女性更是如此。相反的，在男性的情況則是對充滿肌肉的身材存有幻想，夢想一身粗大壯碩的肌肉。但是關於肌肉這方面，有些部分與事實有所出入，現在就指出幾點對於肌肉與健康的幻想吧。

我們經常將肌力運動看作是鍛鍊強健骨骼的運動，雖然這句話說得沒錯，但是像走路、跑步等與地面接觸產生衝擊的負重運動，反而更具效果。

在從事肌力運動時，肌肉量與骨質密度等比例增加，但是從事負重運動時，骨質密度的增加大幅超越肌肉量。也就是說，兩種類型的運動都是好的運動，但是肌力運動沒有「肌肉量＋附加效果」，而負重運動有「肌肉量＋附加效果」，所以可以說負重運動更有效果。

很多從事馬拉松等運動的人，外表看起來比較矮小。因此許多人以爲，如果過度從事馬拉松等有氧運動的話，肌肉會因此萎縮。其實在健身房內熱衷於肌力運動的人當中，就有不少人有這種誤解，這與事實有很大的出入。

如果我們比較透過訓練肌肉大小的運動所鍛鍊出來的肌肉，與跑步或反覆提舉輕物數次所鍛鍊出來的肌肉，將發現肌肉的機能各有差異。由相同重量的肌肉來看，比起透過訓練肌肉大小的方法所鍛鍊出來的肌肉，透過反覆提舉輕物數次所鍛鍊出來的肌肉更有力量。所以與其認爲像跑步、持久性運動或反覆提舉輕物的肌力運動不適合鍛鍊肌肉，不如將它看作是提高肌肉效率並提升肌肉機能的運動，才是正確的看法。

在這裡要稍微談一談肌肉的量，通常男性先天上比女性擁有更多的肌肉量。這是由於男性與女性性荷爾蒙的差異，透過運動所練出的肌肉越多，身體爲了維持肌肉，會分泌更多的男性荷爾蒙，攝取更多的食物。

攝取大量的食物不只會爲身體帶來氧化壓力，也會促進大量男性荷爾蒙——睪固酮的分泌。這種荷爾蒙如果分泌過多，將降低免疫力的活動，結果便是保護身體免於感染的白血球與C—反應蛋白（C-Reactive Protein）數量的減少。

在智人（Homo Sapiens）出現前的數十萬年前，這塊土地上居住著尼安德塔人（Neanderthal Man），有一種說法認爲，尼安德塔人在演化過程中被淘汰的原因，就是過度高大的體型。體型高大、肌肉量多，相對來說較難忍受飢餓，免疫力低落。所以在鍛鍊身體時，沒有必要執著於練出超過身體所需的肌肉量。

- 比起肌力運動，接觸地面獲得衝擊的負重運動更有益於骨骼的健康。
- 馬拉松這類的持久性運動不會造成肌肉的萎縮或縮小。
- 如果肌肉量過多，反而會降低免疫力。

43 腹肌就是展現完美健康的身材嗎？

若要說能展現完美身材與健康美的身體，最具代表性的可說是線條分明的腹肌了。結實的腹肌就像是成爲像歌手「Rain」一樣性感的男人，或是像歌手「孫淡妃」一樣性感的女人所必備的條件一樣，爲了結實的腹肌而鼓起勇氣運動，不知不覺間後悔的心情卻如潮水般湧來。「我這樣做是對的嗎？」如果在一個勁地做仰臥起坐或捲腹等運動時出現這種想法的話，那還算幸運；如果到了腰部疼痛才覺醒，那眞是再鬱悶不過了。在十個人當中，肯定有三、四人有過這樣的抱怨：
「腰痛到實在無法忍受了。」

投資了一百元，結果卻只拿回五十元，這是多麼令人傷心的事啊？運動也是同樣的道理。如果使出了一百分的力量，卻只能獲得五十分的效果，甚至還有副作用，當然會讓人感到非常冤枉。

雖然腹部運動經常被認爲是強化腰部的運動，但是在網路上以「腹部運動、腰部」等關鍵字搜尋的話，便會出現許多「做腹部運動做到腰痛」的搜尋結果。爲什麼會這樣？原本一開始滿心期待完美的外型與結實的腰部，究竟是爲什麼？

腹部運動確實是具備線條分明的完美腹肌必要的運動，但也是對腰部施加巨大

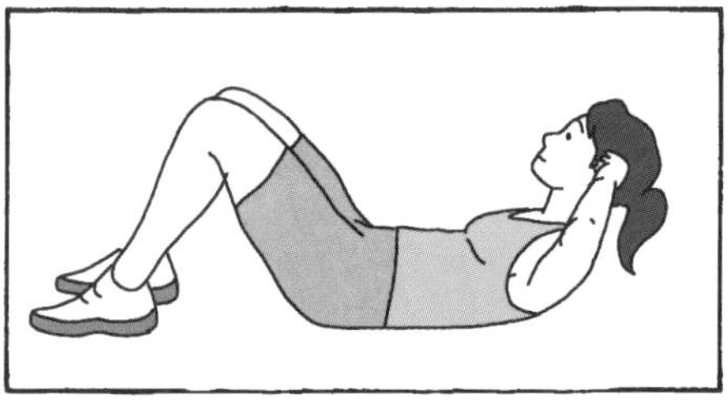
捲腹

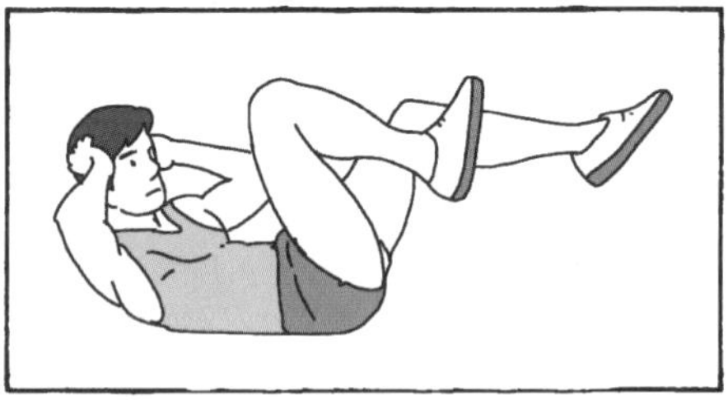
單車式捲腹

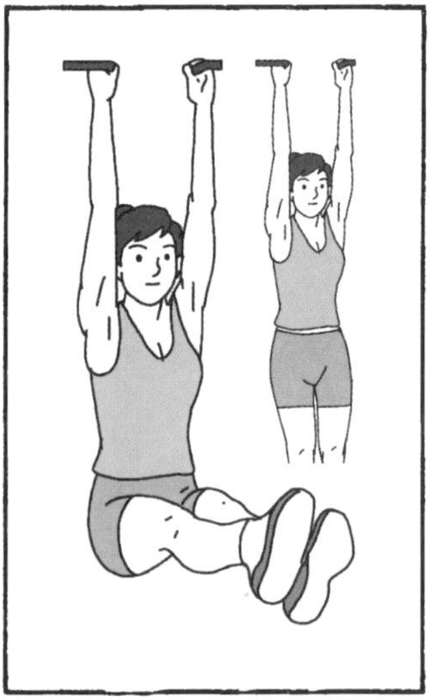
吊掛抬腿

圖㉕

壓力的運動。

不知從何時開始，仰臥起坐不再被推薦爲腹部運動。雖然仰臥起坐刺激到腹部的肌肉，不過實際上也刺激到彎曲髖關節的肌肉，因此很難看到顯著的效果。所謂很難看到顯著的效果，是指不容易看到與耗費的力量相等的效果。

用「對腰部的壓力」這點來檢驗其他腹部運動，如果有腹肌運動效果大於腰部承受壓力的運動，就可以稱爲投資報酬率大的運動。

根據加拿大滑鐵盧大學（University of Waterloo）的研究團隊表示，腹肌運動效果大於腰部承受壓力的運動當中，最具代表性的腹肌運動就是捲腹。在使用到捲腹的各種運動方法中，腳貼住地面做捲腹與腳離開地面做捲腹，這兩項都很有效果，也建議從事單車式捲腹。還有另一種頗受推薦、名爲「吊掛抬腿（Hanging Leg Raise）」的運動。這種運動是吊掛在天花板等地方，將雙腳抬起的運動，不彎曲膝蓋來做很有效果。

那麼相反的，相較於運動效果，有哪些對腰部施加更大的壓力呢？我們在從事腹部運動時，有一些動作經常會被列入運動的項目，例如在平躺的姿勢下，將兩腿伸直抬高的動作，以及彎曲兩腿向上抬升的動作。雖然經常被認爲是用來鍛鍊下腹部的運動，不過實際上並沒有特別區分下腹部與上腹部的運動，所以擔心對腰部造成影響的人，最好多加避

圖㉖

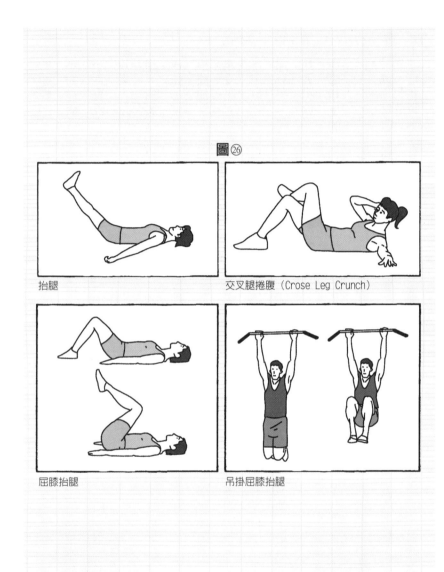

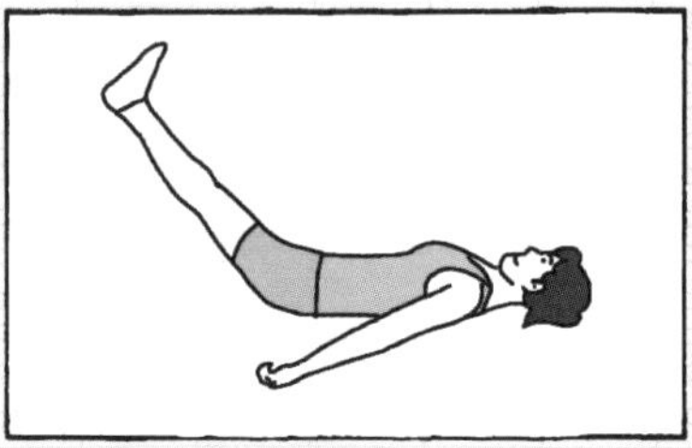

抬腿

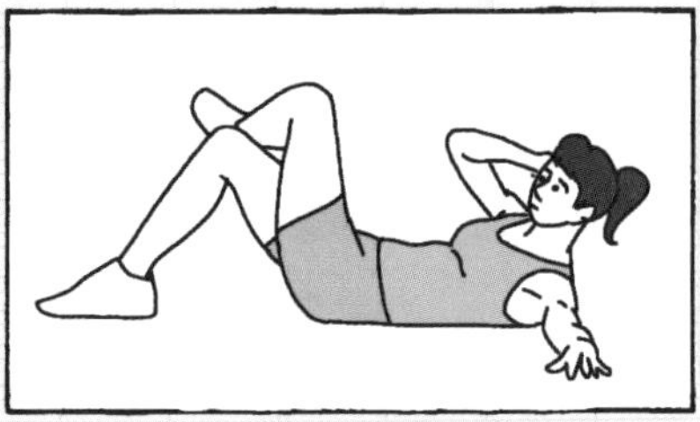

交叉腿捲腹（Crose Leg Crunch）

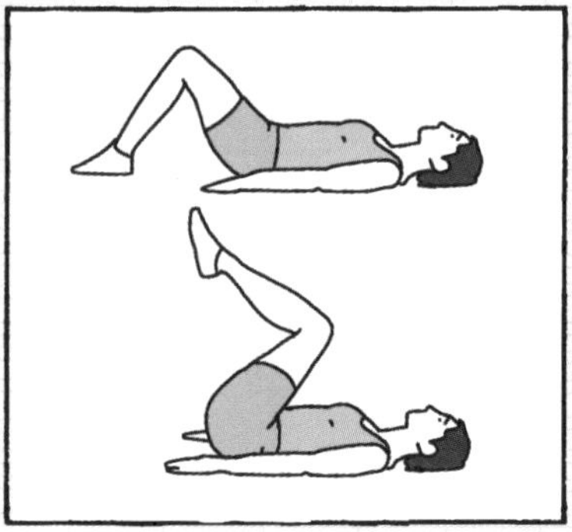

屈膝抬腿

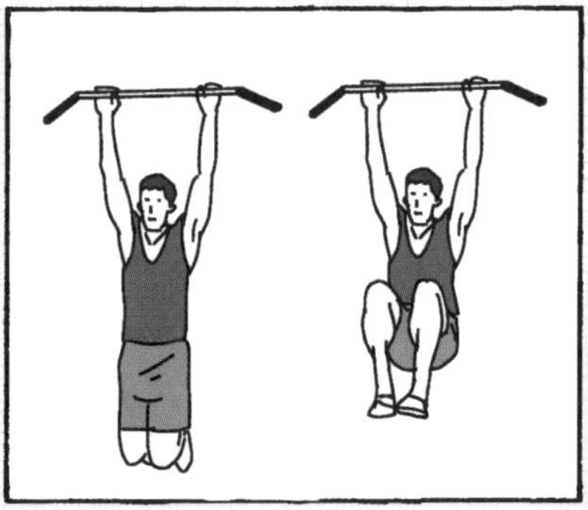

吊掛屈膝抬腿

免。除此之外，還有吊掛在單槓上，彎曲膝蓋抬起下半身的吊掛屈膝抬腿（Hanging Bent Leg Raise），以及兩腿交叉平躺做捲腹的動作，這些都被認爲是對腰部負擔很大的運動。

如果從事這類對腰部負擔很大的運動，也感受不到對腰部有任何影響，那麼在從事這項運動時，可能就沒有顧忌，不過盡可能還是從事更具效果、不勉強身體的運動才是最好的。

- 腹部運動隨運動方法的不同，而有對腰部施加許多壓力的運動，盡可能避免這類運動。
- 運動效果大於施加於腰部的壓力的運動，有捲腹、吊掛抬腿、單車式捲腹。

44 多做腹部運動有效嗎？

上腹部運動與下腹部運動，沒必要分開做。

如果正計畫實行腹部運動，並搜尋相關運動的話，就會看見上腹部運動與下腹部運動這類名詞。不過其實並沒有只會運動到上腹部或下腹部的運動。我們稱爲「六塊肌」的腹部肌肉，是由單一的肌肉所組成，而非各種不同的肌肉，所以並沒有只針對其中一部分來運動或加以運動的方法。

從事腹部運動時，有一個會同時刺激上下腹部，經常被認爲是下腹部運動的抬腿動作，做這種動作時，如果將臀部抬離地面，反而會減少刺激。

當然就自己的感覺來說，好像有分別運動到上腹部或下腹部的感覺，不過這是因爲被稱爲下腹部運動的這項運動使用到了髖關節與骨盆，才有這種錯覺。

大量刺激腹部肌肉的運動，其實都運動到了上腹部與下腹部。所以與其執著於細分各個部位，不如選擇更有效果的運動。

最有效的腹部運動是什麼？

這些被認爲是很有效果，許多人樂此不疲的腹部運動，對腹肌的刺激究竟有多大？研究結果發現，單車式捲腹與將軍椅（Captain's Chair）運動的刺激效果最大。

圖㉗

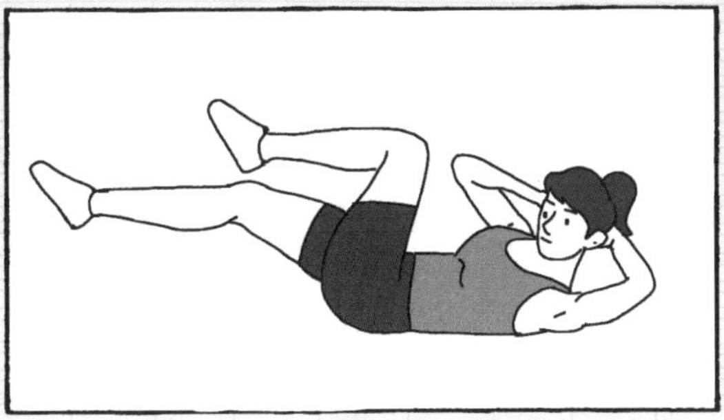

單車式捲腹：採取平躺地面的姿勢，背部貼平地板，兩手繞到頸後。膝蓋彎曲約45度，動作緩慢地像踩單車一樣。踩單車時，右膝與左手肘碰觸，左膝與右手肘碰觸，運動期間持續維持規律呼吸。

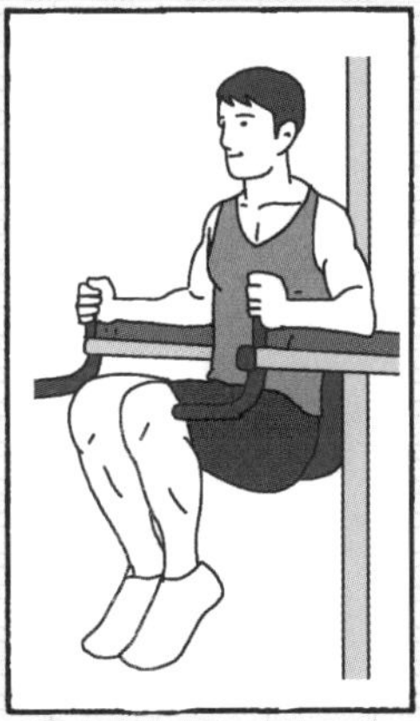

將軍椅：在與上圖相同的器材上運動，背部貼緊椅背，雙手握住把手以固定上半身。抬起雙腳，緩緩將膝蓋抬向胸部的方向。雙腳抬起放下的動作必須能夠自行掌控。

在既有運動中，普遍被認爲效果最顯著的捲腹，其效果還不到這項運動的一半。不過效果要大，強度也要高，因此最好還是選擇適合自己體力與肌力的運動。另外，挑戰不同的腹部運動更能發揮效果，所以就算不能達到多大效果的運動，也應該同時進行，才能獲得更大的效果。

那麼，使用Ab Roller（健腹輪）與Ab Rocker（健腹器）這類家用運動器材的腹部運動，又有多大的效果呢？Ab Roller效果不佳，不到捲腹一半的效果；Ab Rocker與捲腹相比，則是沒有太大的差別。可能有人早已察覺，標榜夢幻效果的運動器材，幾乎無法看到與廣告內容相等的效果。

腹部運動，不是做多就行了

比起其他肌肉，腹部的肌肉比較適合反覆多次的訓練。不過腹肌同樣也是肌肉，具有與其他肌肉相同的屬性。如果適應了運動或一定的強度，肌肉的發展就會進入停滯期，因此必須逐步地提高強度，或是改變運動的組合及次數。

如果能夠適應，也可以手舉重物一邊運動，但是必須在能夠做到正確的動作下才行。

如果在使用重物運動時，無法做出正確的動作，那麼不使用重物才是正確的。

腹部運動，不是每天做就是好的

一般來說，間隔一天或兩天，最多三～四天再做肌力運動，比天天做要好。可是很多人都是固定天天做腹部運動。就算說腹部運動越是常做、做得越多，越有效果，但是每天做反而沒有太大效果。

每天做腹部運動，與中間隔一段休息時間，一週內大約做四～五次的腹部運動，效果幾乎沒有差別。從事腹部運動的強度越高，越是如此。

消滅腰部兩側贅肉的運動？

前面提到，試圖將上腹部與下腹部分開運動，是因爲渴望燃燒身體不同部位的脂肪，從這樣的心態中產生了錯誤的想法。側腰運動的情況也是如此。

不少人熱衷於舉啞鈴向身體某一側彎曲的運動，若是運動的目的在於腰部兩側的肉，那眞是錯誤的想法。側腰運動是訓練腹部兩側的腹斜肌（Obliques）與位於腰部深處的腰方肌（Quadratus Lumborum）的運動，而不是減去腰部兩側贅肉的運動。

將軍椅和吊掛抬腿有何不同？

前面提到的運動方法中，有一種名爲吊掛抬腿的運動。這種運動在彎曲膝蓋時，尤其會對腰部造成壓力，相反的，將軍椅運動有椅背，腰部承受的壓力小，在做彎曲膝蓋的動作時，反而比吊掛抬腿更能刺激腹部肌肉。

● 腹部運動不是減去肚子贅肉的運動。任何一種腹部運動都可說是鍛鍊腹部肌肉的運動，但不是消滅肚子贅肉的運動。

● 沒有將腹部肌肉分開個別訓練的運動方法；就算是效果顯著的運動，也要搭配各種不同的運動一起進行，才更有效果。

● 腹部運動也應該像其他部位的運動一樣，中間隔一段休息時間，並且不斷變化，避免進入停滯期。

45 深層的肌肉沒有參與運動就是錯誤的？

最近身邊經常聽到「核心運動（Core Exercise）」這樣的專有名詞。只要一推出新的運動方法或運動器材，就會打出「爲您強化核心肌群」或是「鍛鍊核心肌群，才能打造眞正健康的身體」的廣告詞。

可是實際走一趟健身中心，那些通常只是單純強化腹部肌肉，而非核心肌群的運動。這裡所談的核心運動，應當看成有別於訓練出如雕刻品般完美身材的運動，而且各自運動到的肌肉也不同。

通常核心肌群是指骨盆底部到腹部、腰部的一連串肌肉。此一肌群由身體中間部位的上與下、前與後的肌肉所組成，比起外在可見的豎脊肌（Erector Spinae Muscle）或腹直肌（Rectus Abdominis Muscle）等肌肉，核心肌群是外表無法看見的深層肌肉，在健康方面的重要性正逐漸受到重視。

這些深層肌肉直接附著於脊椎，具有維持與加強脊椎、骨盆穩定性的功能，所以就算

圖㉘

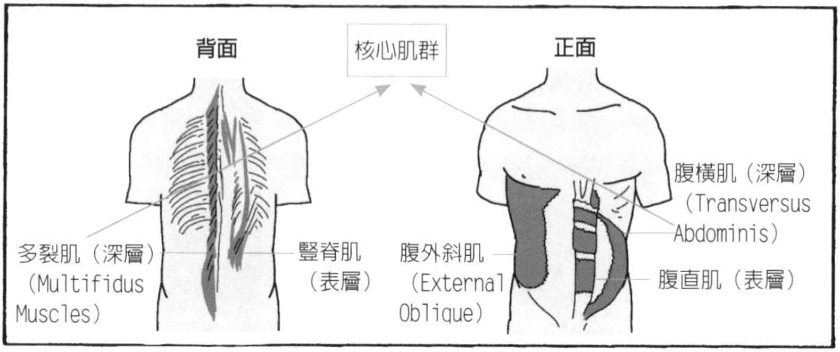

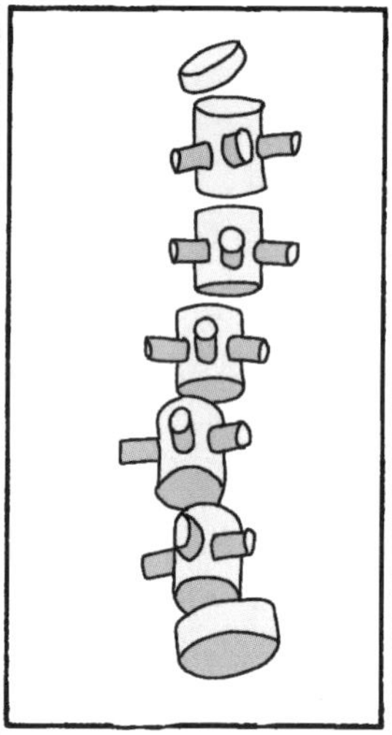

如果深層的核心肌群無法穩定脊椎，則脊椎就無法維持正常的排列結構。

外表看起來肌肉發達健美，如果深層肌肉不健康的話，也很難說是擁有結實的腰部。

在腰部不健康或有椎間盤突出的情況下，如果沒有做深層的運動，而一味訓練外在肌肉的話，無異於「金玉其外，敗絮其中」。

深層肌肉如果無法發揮其功能，就無法維持脊椎間隙的穩定，可能出現與圖片相似的脊椎，最嚴重甚至會產生我們經常說的「椎間盤突出」等疾病。

核心肌群在我們身體的活動中，扮演類似啓動鈕的角色。假設要舉高手臂，則身體中的哪個肌肉會作用呢？如果是對運動有一些了解的人，想必會回答由肩膀的肌肉出力，不過有趣的是，位於腹部深層的腹斜肌最先收縮作用。

意思就是指：如果是有肩膀疼痛問題的人，在肩膀活動時，腹橫肌不會有所作用。也可以反過來這樣解釋：如果自己想要做出某種動作時，腹橫肌沒有產生作用的話，就會出現疼痛。

也許有人正為了打造健康的身體而從事運動，但是深層的肌肉如果沒有參與運動，就可以看作是錯誤的運動。因此，以自由重量器材或複雜的動作、複合型運動來運動，比起只利用運動器材運動，或是以簡單的動作運動來得重要。

那麼負責身體的均衡與安定，進行動作的調整與發揮前置作用的「核心肌群」，該如

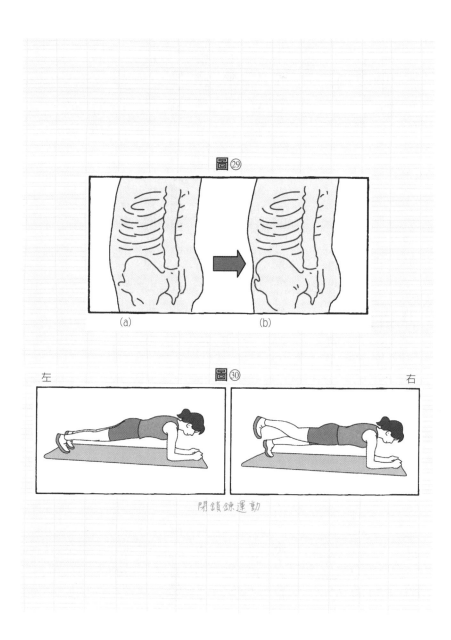

圖㉙

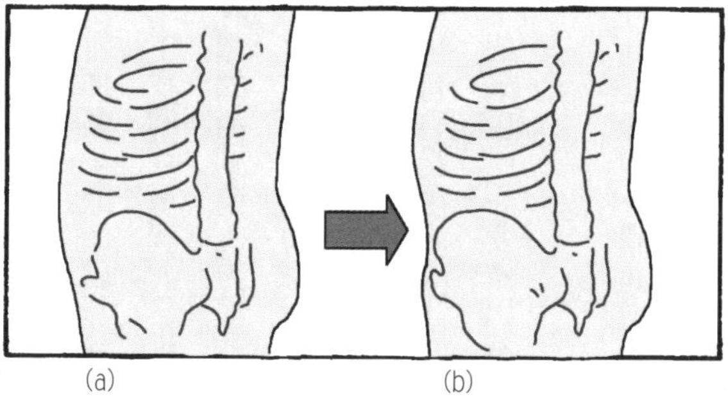

圖㉚

閉鎖鍊運動

何運動才對呢？

要運動到這深層的肌肉，首先應採取與圖片相同的姿勢：腹部稍微向內、向上縮的姿勢。（參考圖㉙）

這時位於腹部與脊椎深層的肌肉受到刺激。簡單來說，就是要有用腹部內部的力量拉扯肚臍的感覺，反覆這個動作數次或維持這個姿勢。一邊維持這個動作，一邊與其他運動同時進行，這就是經常介紹的「核心運動」。在深層核心肌群已經無法發揮原有的功能時，更需要這種運動，所以腰部已經有疼痛或不適感時，建議先從核心運動著手。

下一階段就是以兩腳貼住地面不離開的姿勢做運動的閉鎖鍊運動（Closed-Chain Exercise）。這可以說是類似捲腹和弓箭步的運動，在進行這項運動時，爲了維持姿勢與平衡而刺激核心肌群，因此這個運動也可稱爲核心運動。而我們平時所認識、常受到介紹的腹部運動類型的核心運動，就相對於這一階段的運動。

上了年紀，腰部逐漸退化。退化的核心肌群如果只以目前所知道的腹部運動來訓練，可能不太足夠。**為了保護腰部、維持身體的均衡與順暢的動作所做的「健康運動」，並不是為了鍛鍊外在肌肉的運動，而是充實內在的運動**。這種運動可能稍微與打造外在完美身材的運動有所差異，卻是應當首要考慮的運動。

核心肌群自我檢測法

1.將鬧鐘放在自己目光可及的地方。
2.採取圖㉚左的姿勢，維持六十秒。
3.維持這個姿勢，右手離開地面，維持十五秒。
4.右手回到原本的姿勢，左手離開地面，維持十五秒。
5.兩手回到原本的位置，右腳離開地面並抬高（如圖㉚）。維持這個姿勢十五秒。
6.右腳放回到原本的位置，左腳離開地面，維持十五秒。
7.左腳與右手離開地面並抬高，維持十五秒。
8.左腳與右手放回原本的位置。
9.右腳與左手離開地面並抬高，維持十五秒。
10.回到圖㉚左的姿勢，維持三十秒。

如果整個過程能毫不費力地完成，那麼核心肌力的水準就算是良好的。**如果無法順利完成，就有必要加強核心肌力**。

●肌肉不僅有肉眼可見的肌肉，也有被覆蓋在身體內部，無法用肉眼看見的肌肉。

●強化身體深層的核心肌群，使之發揮應有的功能，就是最健康的肌力運動。

46 維持均衡、正確的姿勢就是健康運動法？

經常看到有人因爲腰部與肩膀微駝的姿勢無法矯正，而希望透過運動加以改善時，卻無法做出正確的姿勢而苦惱萬分。

像這樣無法輕易做出正確姿勢，都是有原因的。也許是某個部位較弱，而某個部位相對較強，如果這樣放著不管而繼續運動的話，最後會漸漸傷害身體，還可能讓身體彎曲的情況更嚴重。

如果本身的能力已經是在無法順利完成動作的水準，就很難看作是正常。那麼就不應該透過運動改善身體的狀態，而是要先強化強度低於正常水準的肌肉。

若要了解自己身體的狀態，當然要先接受專家的協助，透過正確的檢測來規劃運動，如果情況不允許，也可以自行檢測。試著做出圖㉛的動作，並請求他人檢測或觀察，或是自己看著鏡子觀察吧。

如果能夠正確做出圖㉛所介紹的檢測姿勢，那麼在運動中無法做出確切的動作時，只要透過訓練與教育就可以克服。如果可以做出正確的姿勢，那就表示沒有相對較強的肌肉或相對較弱的肌肉的問題。

已有一段時間沒有運動，或者就算到目前爲止都有運動習慣，卻多使用錯誤的方法或發展有所失衡的話，就無法正確做出圖㉚的姿勢。

通常身體會偏離正確的姿勢，向相對較強的肌肉傾斜或偏移。錯誤的姿勢大致可分爲以下五種。

1.雙腳向外張開的情況

雙腿不知不覺向外張開，是因爲腓腸肌（Gastrocnemius）、股二頭肌（Biceps

圖㉛

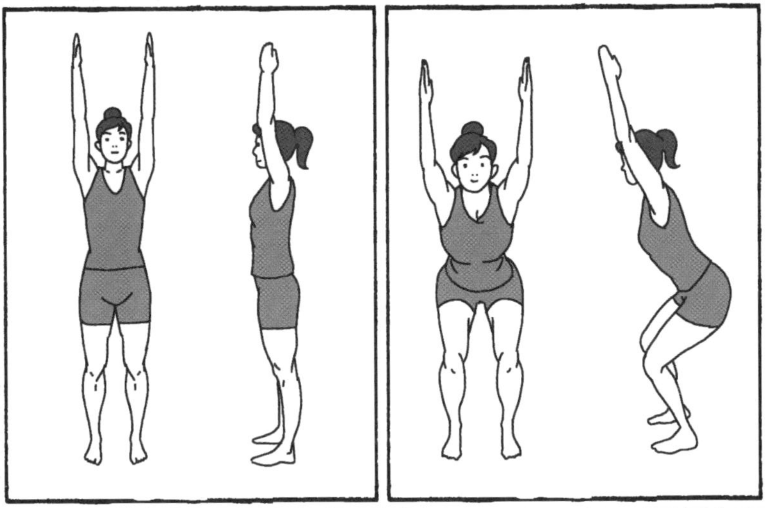

準備姿勢雙手伸直高過頭部，雙腳與肩同寬，雙腳面向前方。

檢測姿勢採取準備姿勢後，彎曲雙腿，膝蓋不超過腳尖，有坐椅子的感覺。腰部挺直，稍微向前傾斜，手臂與背部、腰部成一直線。注意膝蓋不要向內併攏或向外分開。重複這個動作5次。

Femoris）的長頭（Long Head）、股薄肌（Gracilis）、縫匠肌（Sartorius）、膕肌（Popliteus）等大腿與小腿內側的肌群較弱的緣故。

而位於小腿外側的比目魚肌（Soleus）與外腓腸肌、股二頭肌的短頭（Short Head）則處於相對較強的狀態。在這種情況下，建議對相對較強的肌肉實施伸展，對相對較弱的一側實施肌力運動。

2.膝蓋向內併攏的情況

這種情況可以說是髖關節內收肌群（Adductors Muscles）（牽動髖關節向內的肌群）與股二頭肌短頭、闊筋膜張肌（Musculus Tensor Fasciae Latae）、股外側肌（Musculus Vastus Lateralis）處於較強的狀態下，顯示鼠蹊部肌肉與大腿外側肌肉出現了問題。

這種姿勢是臀中肌（Musculus Glutaeus Medius）與臀小肌（Musculus Glutaeus Minimus）這類臀部外側肌肉與股四頭肌內側肌肉較弱所產生的。通常女性的骨盆比男性大，股骨與大腿的角度大，所以更常出現這種姿勢，在使用腿部推蹬機或從事捲腹等腿部運動時，自然會出現類似這樣的動作。

雖然是大腿的肌肉，也就是大腿前面的肌肉較弱所產生的姿勢，不過還是避免使用腿

圖㉜

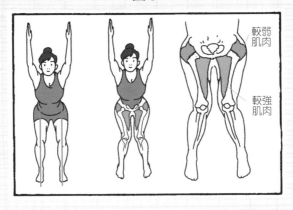

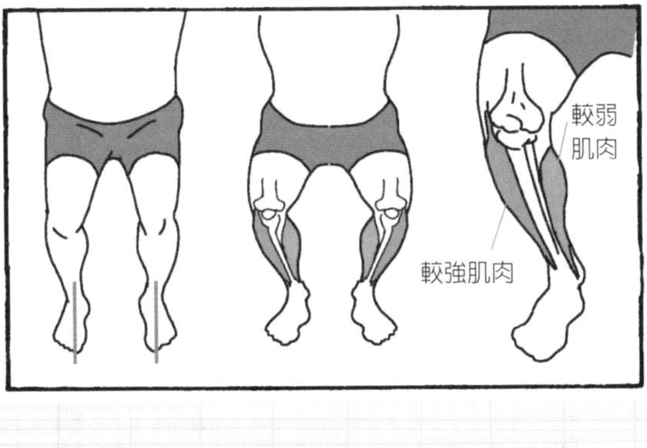

部伸張機運動較好，另外也建議夾球運動，以避免膝蓋向內併攏。

3.身體過度前傾的情況

比目魚肌與外在的腓腸肌、臀部屈肌肌群（髖關節屈肌群）及腹肌相對較強，而脛前肌（Anterior Tibial Muscle）、臀小肌、豎脊肌相對較弱時所出現的姿勢。

這種情況與其看作是腹肌較強，不如說是因爲豎脊肌較弱所造成較爲妥當。因此應當優先考慮強化腰部的肌群。

4.出現拱形的身體

這個姿勢與豎脊肌、臀部屈肌肌群過度的活躍相反，是臀小肌與腿後肌（Hamstring Muscle）、腹部內部的肌肉——核心肌群較弱所產生的。

如果拱形的情況嚴重，在運動時還可能爲腰部帶來許多負擔。這種情況未加以改善的話，不只有運動的問題，還可能成爲各種腰部疾病的原因。

圖㉝

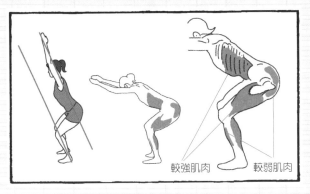

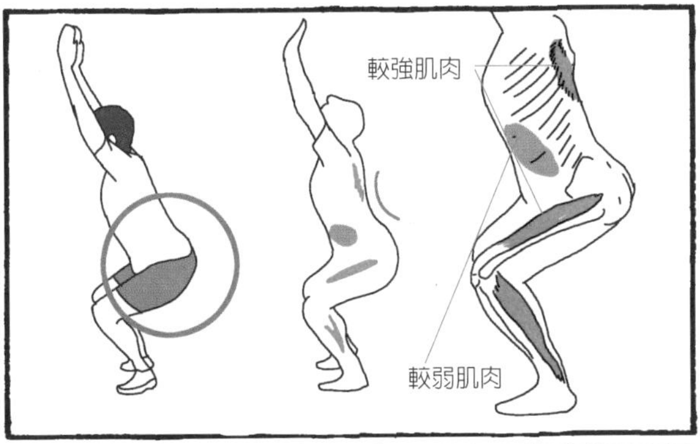

5.兩手向前伸展的情況

這種姿勢出現於闊背肌（Latissimus Dorsi Muscle）與大圓肌（Teres Major Muscle）、胸大肌（Pectoralis Major Muscle）相對較強時。另外在斜方肌的中間部位與下面部位，以及經常被稱為「雞翼骨」的菱形肌（Rhomboid Muscles）與肩旋轉肌袖（Rotator Cuff）肌群較弱時，也會出現這樣的情況。

正如圖中所分析的，胸部與背部外側部分較強、肩膀與頸部上方的肌群較弱時，就會出現這種姿勢。通常出現於重度電腦使用者身上。

如果身體像上述五種情況一樣處在不正常的狀態，卻又貿然運動的話，身體反而會漸漸變得不正常。比起沒有考量自己的狀況就運動，造成了身體的傷害，更應該優先達到正常且均衡的身體狀態。

圖㉞

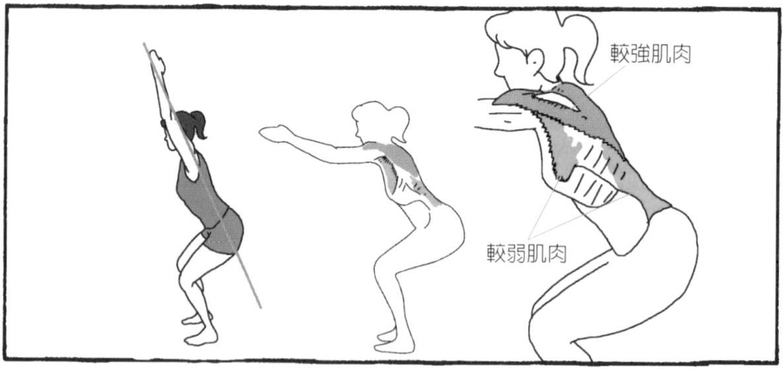

肌力運動，均衡與內在肌肉優先於外在肌肉

在二〇〇九年埃及舉辦的世界青年足球錦標賽獲得佳績後，韓國代表隊的日本教練所實施的訓練方法開始廣受關注。韓國選手在接受日本教練的訓練時，由於外在肌肉與內在肌肉沒有取得平衡，於是著眼於強化內在肌肉。其結果不僅將傷害降到最小，體力也變好，不容易感到疲勞。

比起我們肉眼可以看見的肌肉，還有更重要、更不可或缺的肌肉。不只是外在可見的肌肉，看不見的肌肉也必須達到整體的均衡，這是肌力運動中最重要的一環。

- 在肌力運動開始前，先檢測自己的身體，並依照身體狀況規劃運動。
- 雖然透過肌力運動可以練出好身材，但是如果身體原本就失衡的話，反而可能會弄得自己滿身是傷，這點應特別注意。

47 高溫下運動很危險？

如果是對運動與健康管理有所關注的人，多多少少都曾經聽過「熱瑜伽（Hot Yoga）」這種運動。熱瑜伽不僅在韓國受到歡迎，甚至在全球都擁有高人氣。熱瑜伽與既有的瑜伽不同，這是在三十八～四十度的溫度、百分之六十的濕度，類似於瑜伽發源地印度的環境下進行瑜伽。正式名稱爲彼克蘭瑜伽（Bikram Yoga），不過在韓國主要使用熱瑜伽一詞。

可是爲什麼熱瑜伽在極度討厭流汗的全球多數女性當中受到歡迎呢？如果列舉他們主張的效果，就能夠明白了。熱瑜伽在不活動也會汗如雨下的高溫房內進行，導致大量排汗。因此不僅能排出體內的廢物與毒素，也能讓身體維持在高溫狀態下，使肌肉更加放鬆與柔軟。

身體如果在溫熱的狀態下運動的話，不會對關節與肌肉造成壓迫，可預防受傷，並能在比平常更柔軟的狀態下做出各種動作。

不僅如此，在高溫房內運動，心跳數比平時要高，能增加有氧運動的效果，減肥效果也更勝其他運動。其實在高溫房內做一陣子瑜伽再出來，還會因爲排出的汗水而感到舒爽。因爲這樣，許多人被熱瑜伽深深吸引，熱衷於熱瑜伽，但是有幾個疑問隨之而來。

在談對熱瑜伽的疑問前，請稍微回想一下。大家都知道，在三溫暖逼出汗水，對減重好像很有效果；也有人穿發汗運動衣來運動，好像在運動時更有減輕體重的效果。但是水分只是暫時排出身體，攝取水分後，就會回到原本的狀態了。

雖然不知道從事熱瑜伽的人口中所指的體內廢物確切所指爲何，不過在高溫的環境下運動，反而會促進運動所產生的代謝副產物，也就是經常被稱爲代謝廢物的乳酸的增加。如果產生許多乳酸，那麼運動帶來的肌肉疲勞感必然會更大。

那麼可以燃燒更多脂肪嗎？在高溫下運動的話，好像可以燃燒更多「脂肪」，不過其實在以相同強度運動時，正常溫度下運動可消耗更多脂肪。

換句話說，從事熱瑜伽時，熱量來源仰賴醣類更勝於脂肪，所以這並非如預期具有減輕體重效果的運動。

最後，在運動之前，透過暖身運動提高體溫的步驟是絕對必要的，但是在周遭溫度過高，或是體溫過高的狀態下，也可能因此對關節的柔軟度與肌肉的舒緩程度缺乏感覺，造成動作過大，超過正常可伸展的範圍，導致身體組織的傷害。如果是想擁有絕佳柔軟度的人，這種方法當然可以說很有效果，但是對其他人來說，反而會傷害到自己身體的肌肉。

然而就算有這些經常遭受批評的危險性，仍有許多人對熱瑜伽樂此不疲。原因就在於大量排汗帶來運動後的舒爽感，或是在高溫下能做出比平時要大的動作等優點。

就算有許多危險，仍有許多人想體驗熱瑜伽的效果。能帶給生理、心理上許多幫助的瑜伽，其效果當然無須贅言。但是在進行難易度比一般瑜伽要高的熱瑜伽之前，先習得瑜伽的基本動作與呼吸、運動感，再來做熱瑜伽，是較爲可取的方法。由於大量的排汗，最好使用自己專屬的毛巾與瑜伽墊；爲預防運動前、運動中、運動後出現脫水症狀，也應充分攝取水分。在運動前兩小時內也不得飲食。

其實如果揭開運動或健身產業中的流行趨勢的眞相，大多數是換湯不換藥的。在高溫炎熱處流汗的方法，就像過去曾流行過的三溫暖和發汗運動衣，後來也消失得無影無蹤。雖然不能說和這個情況一樣，但是要記住，在不正常的環境下運動，不可能都只有優點。

高溫下運動伴隨的反應

- 升高的體溫可能造成異常高燒，出現嘔吐、頭痛、昏迷等症狀。
- 在高溫下運動，如果排出過多的汗水，卻沒有適時補充水分的話，將會出現脫水症狀，導致細胞代謝的副作用。
- 升高的體溫與脫水將導致心跳數增加，成爲血壓升高的原因。

48 緩慢的運動也很有效嗎？

一般人對於氣功、太極拳、瑜伽等運動，通常可以分成兩種極端的想法。有些人因爲這類運動強度弱、速度慢，而批評「物理運動量」的成效不彰，而有些人則抱持相反態度，著重其「無形的效果」。

「這也算運動嗎？」這樣的想法相較於過去已大幅減少，但是對於這種類型的運動，依然存有「眞的是有效果的運動嗎？」的疑惑。因爲就算再怎麼解釋，事實上運動量看起來就是微不足道。

這類既緩慢，看起來又無法消耗太多能量的運動，與目前爲止所做的運動有著迥然不同的效果——這些運動能同時安撫身體與心靈，而這點也是緩慢運動最重要的一點。緩慢運動的共通點是調整呼吸，以進行身體的運動與冥想。由於是結合不同元素的運動，在促進肌肉增生、柔軟度與平衡能力的同時，還能改善心理狀態與睡眠障礙，全面提升身體的機能。也因爲能帶來鬆弛反應（Relaxation Response），所以實際上還能產生超越物理運動量的無形效果。

現代人生活在壓力之中，也因爲壓力而暴露在許多疾病的威脅中。能有效減少這種壓力的，就稱爲鬆弛反應，從事緩慢運動時，就會出現鬆弛反應。以舒緩身體、降低精神壓力的效果而廣爲人知的瑜伽，據說能促使影響活性氧（老化原因）生成的遺傳因子以及影響細胞代謝的遺傳因子產生鬆弛反應，降低遺傳因子的老化速度。

我們至今所做的運動，其效果尚不足以緩解因壓力造成緊張的身體，或減少體內產生的活性氧，或改善自律神經系統的調節能力。大部分的運動都是繃緊、收縮肌肉的類型，因此從緩慢運動得到的效果自然就能顯出差異。

緩慢運動可以獲得既有運動之外的效果，因此在一九九八年到二〇〇二年的美國，就已出現百分之九十五的成長趨勢。對現代人來說，緩慢運動大概是最不可或缺的運動。這種運動不能一味仿照姿勢，因此在起步階段時，必須有指導者從旁協助。尤其瑜伽或皮拉提斯的動作困難度高，每個人對動作的反應也不同，所以貿然模仿動作的話，一不小心就可能會受傷。即使如此，由於家用錄影帶或DVD類型的產品價格比面對面接觸、直接學習的方式更爲低廉，因而形成了一股影片教學風潮。

就算標題打著「專爲初學者」或是「初次接觸的人都能照著做」，剛開始接觸的人還是在面對面的學習後再使用影片比較合適。多數爲了在家中可以跟著運動所設計的影片，請等到在接觸運動後，擁有一定程度的自我調整能力時再使用吧。

49 像馬賽人一樣走路，絕對有效果嗎？

馬賽人一輩子不必擔心腰部的疼痛或膝蓋關節炎，也很難找到肥胖的馬賽人。爲什麼？許多人認爲原因在於他們獨特的走路方式。所以就設計出了一款底部半圓、腳尖與腳跟部分不接觸地面的「馬賽鞋」。

馬賽鞋比一般鞋子使用到更多肌肉，又具有減重的效果，因此受到許多人的喜愛。據說穿著這種鞋子走路，就能達到與馬賽人相同的走路頻率，減少腰部與膝蓋的疼痛，展現出完美的姿勢。

可是眞的有效果嗎？其實有些人眞的體驗到效果而大力推薦，有些人則感到疼痛，甚至用「世界上再也找不到這麼該死的鞋子」的形容詞來表達不滿。爲什麼有些人讚不絕口的鞋子，卻被另一些人批評的體無完膚？

在腳跟接觸地面至腳尖離開地面的過程中，膝蓋受到最大衝擊的時候，就在腳跟接觸地面時。後腳跟踩上地面那一瞬間的衝擊，在走路時不斷重複出現，如果不具備能承受這種衝擊的能力，那麼在行走間當然就會感到疼痛。如果能減少這種疼痛，就代表對膝蓋的疼痛有所幫助。

馬賽鞋的腳跟部分高起，所以能大幅降低腳跟接觸地面時所產生的衝擊，也比穿普通的鞋子走路使用到更多的肌肉。鞋子的底部整體爲半圓形，據說還能藉此使身體努力維持平衡，改善平衡能力。那麼姿勢或許也會變得更加端正。

可是問題就是因爲這個優點所造成的。英國《The Guardian》雜誌警告，雖然馬賽鞋有其優點，不過在不同的情況下也可能對身體造成傷害。以下簡述警告的內容：

圖㉟

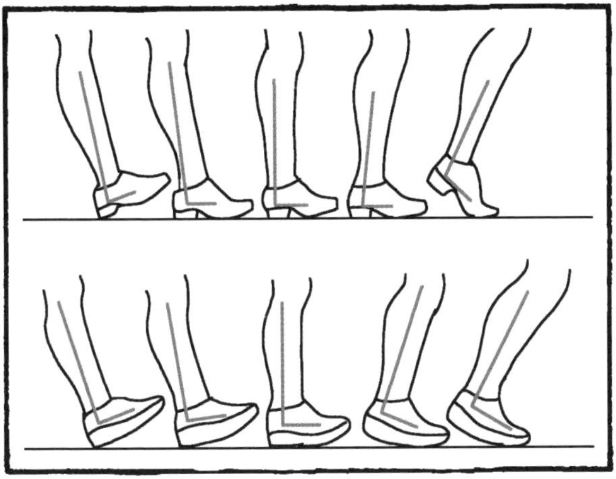

比起一般的鞋子，馬賽鞋在膝蓋完全伸展開的狀態下接觸地面，也在膝蓋更彎曲的狀態下離開地面，所以腳腕的活動變大。因為這樣的差異，腳跟接觸地面時的衝擊減少，不過腳尖的壓力卻增加。

——強化不必要的肌肉，使之更加僵硬。
——不知不覺間改變身體的排列結構。
——不必要且過度使用的肌肉維持長時間的結實與僵硬，將造成肌肉的傷害與疼痛。
——不適合作爲慢跑鞋之用，因爲有受傷的危險。
——核心肌群穩定性不足或有脊椎關節過度鬆弛症狀（Hypermobility）的人，症狀可能因此加重。

多加鍛鍊原本沒有使用到的肌肉，雖然有益於減重，但是沒有必要爲了強化運動時未使用到的肌肉而改變身體的排列結構，造成失衡的情況。如果過度使用不必要的肌肉，將使肌肉逐漸僵硬，也會產生疼痛。雖然馬賽鞋可以掌握正確姿勢，預防腰部疼痛，不過相反的也可能使之惡化。速度越快，缺點越多，所以最好避免穿馬賽鞋跑步、登山或行走在崎嶇不平的道路上。

馬賽鞋雖然也有正面的效果，但是也可能導致副作用，因此請留意以下幾點注意事項：

1. 運動前後，須伸展小腿、大腿（腿後肌）、臀部肌肉、腰部。

2.切勿穿太久，或作爲日常生活之用。

3.切勿穿馬賽鞋跑步。

4.光是馬賽鞋不能解決腰痛問題，必須配合「核心運動」一起進行。

5.難以維持平衡的人與重度糖尿病患者避免使用。

走路鞋，如何挑選？

經常以走路來運動的人，爲預防足底筋膜炎（Plantar fascitis），必須謹慎選擇一雙好的鞋子。

- 走路鞋一定要輕盈。
- 如果不是像登山鞋一樣需要硬底的鞋子，則選擇與地面接觸良好的鞋子。
- 緩和衝擊的鞋墊也會變質，必須一年換一次，或是每走八百公里就替換一雙鞋，這和定期更換車子輪胎是一樣的道理。
- 太小的鞋子會使雙腿浮腫，應選擇比皮鞋稍大的尺寸。

近來市面上各種形狀特殊的走路鞋，大多是爲了矯正過去腿部的畸形、變形與步行所研發出來的鞋子。所以如果是身體健康，又擔心這些鞋子會帶來副作用的人，建議穿著一般的走路鞋即可。

50 排毒瘦身療法有效嗎？

以單一食物減肥法爲代表的非正常減肥法，雖然是在短時間內達到瘦身效果的不二首選，但是也有把肌肉一起減掉的致命缺點，所以單一食物減肥法至今仍遭受不少的批評。實際去了解這些新推出的減肥法葫蘆裡賣什麼藥，會發現有時只是將原有的減肥法和沒有特殊效果的減肥方法重新包裝後，再以完全不同的面貌推出。

近來因爲名聞國際的好萊塢巨星碧昂絲與安潔莉納裘莉使用後頗有效果，而獲得極高人氣的排毒瘦身法，就是其中一個例子。看過該藝人減肥前後的照片，會讓人覺得她好像找回了健康，也真的變得更加漂亮。排毒瘦身法能排除身體毒素的效果，聽起來真的很吸引人。排毒瘦身法可以強化我們體內負責解毒與排毒的腸道、心臟、肝臟、皮膚、肺臟甚至是淋巴系統，因此排除體內累積之毒素的排毒（Detox），便與瘦身概念結合在一起。

Detox的定義

Detox是由「排毒」的英文單字Detoxification而來。排毒瘦身法能阻止有害物質大量入侵體內，並促進腸道、心臟、肺臟、皮膚等排出廢物，也具有控制卡路里的減肥效果，多被當作健康減肥法使用。在西方有飲用Neera牌天然樹糖漿的檸檬排毒法，而在韓國最具代表性的，則是腸道清潔與斷食法。另外也有只喝水或是只食用單一食物的方法，還有食用有機農產品或當季食物，並充分補充維他命與礦物質的方法，這些方法的共同原則在於遠離加工食品、肉類、鹽分、糖分。不只有食物方面，將充滿有害物質的居住環境替換成天然建材；平撫造成心中的壓力、不滿等的冥想，也都是廣義上的排毒。

出處維基百科

支持排毒者表示，身體不斷受到廢氣、農藥、人工添加劑、糖分、酒精等的攻擊，若沒有定期淨化，這些毒素就會累積，成為引發頭痛、疲勞等慢性疾病的病因。不過主流醫學專家提出辯駁，認為我們身體具有肝臟、心臟以及腸道等各種系統，能夠在攝取食物後的幾小時內，就將毒素完全排出體外，因此將排毒瘦身法運用在身體的方法，其實並沒有任何根據。

排毒瘦身法基本上只攝取水分與水果，有時甚至也會使用灌腸、腹瀉、洗腸等方法。當然，就大量攝取充足的水分、水果或蔬菜的方面來看，有其正面的影響，不過實際上幾乎是維持飢餓狀態的排毒瘦身法，也可看作是不恰當的方法。

即使排毒瘦身法的本質是「飢餓」，仍有許多人在體驗過後，稱讚「充滿活力，幸福感提升了。」雖然感覺像是毒素被排除了，但是這其實是人體在歷經飢餓或挨餓的初期反應。

我們重新回到好萊塢巨星的例子來看，排毒瘦身法廣受注目的起因，大概可以說是從碧昂絲為了拍攝「夢幻女郎（DreamGirls）」，十天內瘦了將近十公斤的體重後，重新出現在片廠開始。那麼電影殺青後，碧昂絲又變成怎樣呢？透過網路很快就能找到她之後的照片。碧昂絲不僅恢復到原本的體重，甚至變得稍微比以前臃腫，現在的她聽到減肥，根本連談都不想談。

就像目前爲止曾流行一時的減肥法，排毒瘦身法也保證可以快速減輕體重。但與其說因爲體內的毒素被排出，不如說只是因爲攝取的卡路里極端不足而已。**快速減輕體重，使肌肉在飢餓時被分解，反而變成更容易發胖、難瘦下來的體質**。這種減肥方法打破了維持體重與調節體重的平衡性，雖然達到了短暫瘦身的效果，最終仍舊落入惡性循環裡。

換湯不換藥的流行

目前所流行的瘦身法或新的運動輔助器材，大部分都是將既有的，或是原本流行過的重新包裝成完全不同的新產品，欺騙大眾。這些商品對任何人都可能不是有效果的或安全的方法。

51 減肥輔助產品，其實沒有幫助?!

「安定性掛保證，能達到奇蹟般效果的減肥產品！」看到這類廣告詞，想必眼光會被吸引過去吧。心中想著「不必受盡千辛萬苦，只要吃下這個的話……」不知不覺就伸出了手，這類的減肥輔助產品究竟有沒有效果？是否就像廣告所保證的，吃下去也不會造成健康的問題，確實有必要仔細審視。

到目前爲止，許多標榜「奇蹟般的減肥藥」的減肥產品，大多因爲「快速敗壞身體」與「沒有奇蹟般的效果」而遭禁止販售。儘管如此，市面上仍不斷推出各種強調沒有副作用、有助於減肥的輔助產品。光是看廣告詞或介紹文章，好像就可以立刻消滅脂肪而沒有任何副作用。因爲從成分來看，似乎不會對健康造成任何傷害。

其實各種產品的安定性都有受到某種程度的認證，所以就以「品質保證的減肥產品」的噱頭迷惑大眾，即使如此，仍必須注意可能產生的副作用。不過因爲有「安定性保證」的字眼，其實不必太過擔心。

鈣質

提到鈣質，最先想到的詞就是「骨頭」。然而鈣質的效果並不僅限於骨骼的健康，也同樣影響到肌肉。肌肉在收縮與鬆弛的過程中，有鈣質參與作用，這時鈣質如果消耗殆盡，就會產生肌肉的疲勞。所以在運動時補充鈣質，有助於維持肌肉量與分解脂肪。

鈣質補給品的問世就是著眼於此。乍聽之下，好像減肥的時候鈣質會逐漸流失，多補充鈣質不會有太大問題。可是問題就出在過度的補充。

要達到有助於減肥的攝取量，必須攝取高於一天建議攝取量二～三倍的二〇〇〇～三〇〇〇毫克，但是這樣攝取的話，心臟麻痺的危險將提高百分之四十。這項事實近來由紐西蘭的奧克蘭大學骨質研究團隊所發現。

那麼，如果低於這個攝取量又會怎樣呢？在沒有過量攝取鈣質的情況下，不會有明顯的差別。只是鈣質對減重的效果，在少油飲食的情況中才會出現。充分攝取鈣質，必須是在預防過度減肥造成的骨質流失等副作用時，才會有效果。

市面上所販售的減肥輔助產品有以下幾種：

1.CLA（共軛亞麻油酸）

這是近來相當受到歡迎的減肥輔助產品。至今標榜有效果的產品中，不是效果比廣告詞所說的還少，就是得到的副作用比效果還大。然而CLA卻因爲副作用相對小於效果而廣爲流傳。

CLA是在一般瘦肉中所發現的脂肪酸之一，幾年前就被證實有助於維持肌肉量、減輕體重與降低脂肪量，因而開始作爲減肥輔助產品販售。

雖然對於這項產品的效果仍存在許多爭議，不過基本上算是對減重具有某種程度的效果。不只是減輕體重，據說還具有減少體脂肪量、改善身體組成成分的效果，儘管如此，仍稱不上是奇蹟般的效果。因爲就算服用一整年，原本預期的減重效果也達不到二公斤的水準。

相對安全的這項輔助產品，仍有幾點副作用要注意。

雖然這對服用CLA的人不至於造成危險，但是據說服用後，俗稱壞膽固醇的LDL會稍微升高，而好膽固醇的HDL則稍微降低。另外會造成心臟病患者的發炎指數升高，也會造成作爲動脈血管損傷指標的白血球指數升高。

各種數值的變化不會立刻對健康造成影響，所以可以說算是安全的輔助產品，但是長期過度服用對健康有什麼樣的影響，至今仍未有所發現。因此，如果是罹患高脂血症、高血壓、心臟病等疾病的患者，在服用前必須先向醫師諮詢。

2.綠茶萃取物

在這股講究養生的風潮中，若要選出最受關注的一個，大概可以說是綠茶吧，可見綠茶有許多的優點。綠茶具有抗癌、抗氧化、預防糖尿病等效果，好處多到讓人直呼「還有比這個對健康更有益的嗎？」

然而綠茶該喝多少才能減肥呢？是不是應該先了解兒茶素（Catechin）成分要攝取多少，才有助於減肥呢？通常喝綠茶要達到能夠減重的程度，必須要喝超過二十杯才行。也就是說，必須攝取相當於二十杯的兒茶素，但是因爲以正常方式攝取有其困難，因此改以萃取物代替。不過問題在於，目前仍沒有攝取綠茶萃取物後成功減重的研究結果。將綠茶萃取物視爲目前已被提出具有減重可能性的看法，是較爲妥當的。

3. 膳食纖維與代餐

除此之外，還有膳食纖維或代餐等的方法。膳食纖維具有能降低空腹感的優點，不過相反的，如果沒有充足攝取水分的話，有導致便秘的危險；而食用代餐棒或奶昔等產品來代替正餐的代餐，難以達到正常飲食的標準，因此必須攝取新鮮的水果，並有一餐爲正常進食。

雖然這些產品各自保證其安全性，並宣稱有奇蹟般的效果，不過事實上不僅難以長久維持，眞正的效果也不明顯。只是副作用比較少，不是說完全沒有，這點應該要清楚了解。如果很容易受到廣告的誘惑，結果就是期望越大，失望越大。

52 餓肚子運動也瘦不下來？

「減肥哪有什麼困難的？只要不吃東西就行啦。」「只要吃一點點，加上大量運動的話，就能消滅脂肪啦。肥肉不就是那樣嗎？」「哎唷，一個月只瘦一～二公斤哪夠看啊，一個月就要瘦五公斤以上啊。」

許多減肥產品與公司都宣稱自家的產品不會產生溜溜球效應，能最快速、最大量地消耗脂肪，但是具體方法爲何，又該如何做，全是「空口說白話」。

減肥說穿了就是消耗量大於攝取量。可能有人會抱持這樣的想法：既然如此，乾脆集中一次大量消耗掉就好了。但是短時間內大量消耗的結果，只是比以前還肥胖的身體。如果透過運動減重的話，效果雖然有限，但是減重後若沒有做好管理，最後依然會得到同樣的結果。

用挨餓或不正常的飲食清單來減肥，會降低肌肉量，最後引發溜溜球效應，這個事實早已眾所皆知。光是這樣，仍有些部分沒有交代清楚。爲什麼就算運動加上調整飲食習慣，最後快速減重還是失敗呢？

節儉基因、漂動基因與過度減肥，是惡性循環的第一步

一九六二年，密西根大學的詹姆斯・尼爾（James Neel）教授爲了說明糖尿病，提出了「節儉基因（Thrifty Gene）」的理論。然而隨著時間的改變，這項理論經過不斷修正與

圖㊱

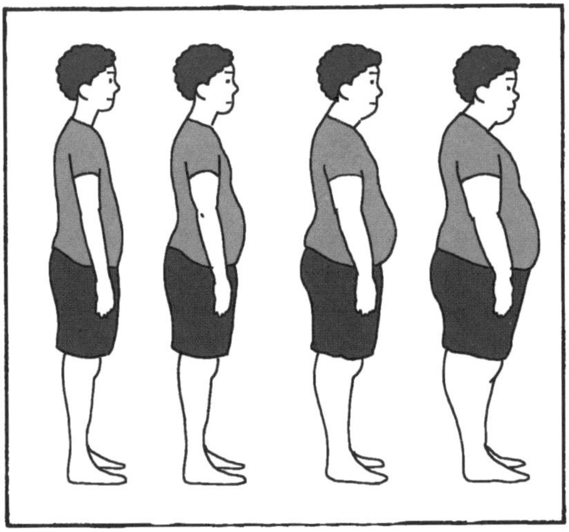

肥胖的惡性循環 為了快速減肥而過度減少食物的攝取，這種方法最後會使身體變成吃的比以前少，仍會漸漸變胖的體質。

整理，變成了說明肥胖的理論，而非原本設定的糖尿病。節儉基因理論，得先從我們體內基因中的「節儉因子」說明起。

在數百萬年前，人類就反覆經歷食物豐盛的時期與食物匱乏的時期，所以在能夠大量飲食的某段時間內攝取食物，形成脂肪；在食物缺乏的時期，爲了維持生命，則將消耗的能量降到最低。這可說是爲了在反覆交替的饑荒期與旱災期中維繫生命，而演化出的能力。

對過去的老祖先來說，爲了在飢餓中維持生命，這也許是一項非常重要的能力。如今這項能力反而減少了能量的消耗，就算只攝取一些食物，也只會消耗少量的能量，因而發展爲說明刻意且過度的減肥爲何失敗的理論。

可是失敗不會就此結束。如果放棄減肥，重新回到正常飲食的話，體驗過飢餓的身體爲了預防未來不知何時會再發生的減肥等人爲的飢餓狀態，而更加努力儲存大量的脂肪。在面臨饑荒必須生存下去時，擁有這項能力眞要謝天謝地，不過對於用盡全力減肥的現代人來說，這是發出「惡性循環開始」的警訊。

讀到這裡，不禁令人失望沮喪。「怎麼，這是說已經無計可施了嗎？」不過這項理論未臻成熟，仍有許多反對的看法。最具代表性的，就數漂動基因（Drifty Gene：偶發事件導致族群內的基因頻率改變）理論，這項理論認爲兩百年前人類就已經是處於生態系最頂端的獵食者，反覆飢餓所產生的影響不適合直接套用於全人類。

就算這樣，還是不能放心。

因爲雖然理論的起因與方法有所差異，但是就連這項理論也表示，人類在基因出現突變與食物豐富時，會調整脂肪的燃燒，造成負面的影響。

這兩項理論的共通點是：已經是體型肥胖的人，如果爲了快速瘦身而過度減肥，只會落入短暫的瘦身，便又再度進入累積脂肪的惡性循環。那麼，難道沒有辦法突破這令人絕望的情況嗎？

我們可以從上述內容暫時獲得一個結論：一開始就不要營造食物豐富的環境。兩項理論所主張的原因都不盡相同，但是都主張人類的身體在食物充足的情況下，會積極地努力將剩餘能量轉儲爲脂肪。再怎麼說，肥胖的原因就是攝取的卡路里多於自身消耗的卡路里所產生的。可是已經肥胖的人，又該如何是好呢？

定點（Set Point）理論，你的體重早已決定

另外還有定點理論。這項理論主張「你的體重早已決定」，認爲自己的腦袋中已有認

定的適當體重，當過量飲食或減肥等原因試圖改變目前的體重時，便會調整新陳代謝以維持身體原本狀態。

我們可以說這與先前所介紹的節儉基因、漂動基因存在著明顯的差異。因爲按照節儉基因或漂動基因的說法，如果我們的身體歷經飢餓或營養缺乏的狀態，也就是在有意減肥的情況下，應該會持續發胖，可是沒有任何人變成這樣。

在生活周遭經常能接觸到定點理論。「啊，我再怎麼吃也不會胖。」或是「奇怪，都已經這樣運動了，也沒吃多少東西，爲什麼就是瘦不下來？」沒聽過這類抱怨的人，大概找不到了。因爲如果努力想要擺脫腦袋中早已認定適當的體重範圍，最後我們的身體仍會試圖逐漸恢復到原本的狀態。身體藉由增加食物的吸收率或提高能量的消耗率等努力達到這種平衡，然而這種範圍不一定都在理想的體重範圍內。

雖然覺得很委屈，不過有些人可能天生設定得較高，有些人天生設定得較低。這項理論首度發表於一九八二年，可以說是爲了說明減肥的人爲什麼多數會失敗而出現的理論。雖然在某一段時間可能減肥成功，但是長遠來看，能維持減重後體重的人少之又少。比癌症治癒率還低的，大概就是肥胖了吧？

如果體重天生設定較高的人努力想要減重的話，一開始減重的速度雖然很快，不過時

間越久，持續的挨餓與新陳代謝率的降低，將增加維持體重的困難。而一旦重新回到正常飲食的話，體重便會快速回到原本的狀態。

也許有人讀了前面兩項理論後，感到無比絕望。「哎唷，總之不管怎麼做，都會再復胖不是嗎？」會有這樣的抱怨是很正常的。不過還有更讓人絕望的，綜合以上兩項理論來看，已經是體型肥胖的人，就算吃得再少、動得再多，也很難長時間維持瘦身後的狀態。克服各種千辛萬苦，好不容易瘦了下來，如果再度回到正常飲食的話，立刻復胖的機率相當高。

現在不應該再被「保證一個月內達到神奇的減肥效果」的廣告詞牽著走。就算保證「無效退費」，最後得到的也只是**惡性循環**而已。就算透過運動快速減重，如果沒有做好管理，體重自然會再度回來。

53 慢慢來可以減肥？

看過前面兩項理論後，已經搞不清楚到底要我們怎麼減肥了？「是說不要減肥，就這樣持續下去嗎？」本意當然不是這樣，不過要告訴讀者的是，減肥一定要慢慢來。多數人在下定決心要減肥的開頭階段，經常操之過急。對於生活中處處講究「效率第一」的韓國，情況更是如此。

或許有人會想「到底要等到什麼時候啊？」不過請先回想一下童年的記憶。小時候忽然需要零用錢或想買某個東西時，不是會虎視眈眈的盯著媽媽的錢包嗎？如果媽媽的錢包內放著一萬元，從中拿出五千元的話，連花錢的時間都沒有，就被修理得半死了。可是如果五百元、一千元一點一滴地拿出來的話，被抓到的機率就會明顯降低吧。

瘦身減肥，也應該要這樣一點一滴的累積才行。就好像讓我們的身體感受不到「飢餓的狀態」，也感受不到低於天生設定的體重一樣。唯有在減肥時欺騙身體，才有可能增加減肥成功的機率。

第一步便是設定符合實際情況的目標。要讓身體感受不到改變，第一個施行的具體方案，就是在一開始的六個月內，以減輕自己百分之五～十左右的體重爲目標。如果體重是七十公斤的人，適合減少的體重爲三．五～七公斤左右。

第二步是以每週減輕○．五～一公斤左右的體重爲目標。如果要每週減重○．五～一公斤，每天需要燃燒五○○～一○○○卡路里的運動或調整飲食。一開始雖然不盡滿意，但就長期來看，是比較適當的水準。

如此設定目標減肥，雖然多令人感到沮喪，不過爲了最後減肥的成功，只得一邊欺騙身體，一邊努力減肥。爲了持續且緩慢地推動減肥計畫，在平時的飲食與生活節奏中追求太大的變化並不適當。因爲從長遠來看，很難持之以恆。

如果決心說要減肥，因而立刻拿掉餐桌上的醣類等自己平時食用的食物，其實對減肥沒有太大幫助。如果自己的飲食習慣與均衡飲食的標準有所出入，就有必要做微幅的調整；如果沒有的話，只要稍微減少平時飲食攝取的量就可以了。

好像應該要計算卡路里，好像不應該吃太多，不過**減肥不只是一兩個月的事，因此盡量以不感到負擔為原則**。因爲如果按照特別的飲食清單後，又回到原本正常的飲食，就會大幅地增加體重。

運動也是相同的道理，過度地、大量地以及頻繁地運動，都不是值得推薦的方法。偶爾會遇到有人信誓旦旦的說要按照早、午、晚三餐運動。運動量忽然增加，可能導致虛脫或受傷。就算透過運動減重，如果減重的量過多，結果必然引發溜溜球效應。如果達成目標就放棄運動，或是急速減少運動量，雖然效果維持時間可能比其他方法稍長，不過終究無法避免體重增加的下場。如果不是能夠一生從一而終的方法，最好避免過度的運動。

雖然是很令人厭煩的方法，不過很不幸的是，令人厭煩的方法才稱得上是最接近成功的方法。這種方法不可能一個月減十公斤，也不可能在春天訂定減肥計畫，夏天就有傲人的好身材。這種方法無法看到眼前幾個月的效果，卻是打造隔年甚至是隔年之後一生傲人身材的最佳方法。

54 規律生活可以減肥？

長輩時常將「早點睡」「吃過早餐再出門」掛在嘴邊。這可不是杞人之憂，而是打造健康的身體、維持正常體重的方法。道理大家都很清楚，可是說的比做的容易卻也是事實。然而就維持健康、減輕體重來說，規律生活比任何特別的飲食清單或運動課程都要有效。**稍微改變生活，是最好的減肥方法。雖然生活習慣很難一朝一夕就改變，但是請腳踏實地、一點一滴地學習改變的方法。**

一餐不吃瘦更多嗎？

有時因爲錯誤的資訊，而讓人以爲三餐中不吃一餐有助於減重。其中最容易被忽略的一餐，就是早餐了。最近也有一些人認爲，早上在肚子餓之前吃幾塊水果，有益於減肥。從小時候開始，「早餐非常重要，一定要好好吃早餐」的話，都已經聽到耳朵生繭了。大家都再清楚不過，可是現實生活中常爲了再多睡一點，爲了再多瘦一點，而輕易地忽略早餐。

那麼，現在來了解多吃早餐的減肥方法吧。過去在一項減肥計畫中，爲一部分的參加者訂定早餐攝取二九〇卡路里熱量的食物清單，並調低醣類占整體食物的比例，結果這組人一天熱量的總攝取量平均爲一〇八五卡路里；另外要求其他參加者早餐攝取六一〇卡路里左右的食物，這時一天熱量的總攝取量爲一二四〇卡路里。

讀到這裡，大概會認爲第二組的人攝取更多熱量，應該瘦得較少。以兩種的方法繼續實施四個月後，比較兩組體重的變化，發現早餐吃較少的一組減去較多體重。然而在八個月後，早餐吃比較多的一組，平均體重減少了百分之二十一，而沒有確實吃早餐的一組，僅僅減少了百分之四・五。

確實吃早餐能讓人活力充沛，一天當中也比較不會感到肌餓。如果沒吃早餐的話，舉例來說，假設晚上八點吃晚餐，隔天中午十二點吃午餐，那麼就有將近十六小時處在空腹狀態。也就表示這段時間沒有供給身體任何能量，導致新陳代謝降低。這時想要減掉更多脂肪而運動的話，會造成血糖降低，讓人產生更大的飢餓感，有暴飲暴食的危險。

深夜翻冰箱是因為意志力不足？

晚餐很晚才吃，不會比白天或早上吃東西更容易讓人發胖。只是因爲很晚才吃晚餐會吃得特別多，更加危險。

不過很奇怪的是，一到晚上，食物就開始伸出誘惑的手了。就算抱著堅定的決心，嘴巴咬得緊緊的，還是無法克制食慾。最後發現自己竟不知不覺翻起冰箱，或是想吃披薩、炸雞而打電話叫外送，接著又責怪自己無法忍受短暫的飢餓。然而這眞的是因爲自己意志力不足所造成的嗎？雖然某種程度上是如此，不過讓我們先來看一項身體的功能。爲什麼你的食慾會在深夜無法克制的發作呢？

肚子的飢餓感與飽足感是藉由荷爾蒙的分泌所形成。其中又以肥胖荷爾蒙（Leptin）

與飢餓荷爾蒙（Ghrelin）最爲重要，而**飢餓荷爾蒙使人感到飢餓，所以這種荷爾蒙大量分泌的話，就無法控制食慾**。不過這種荷爾蒙會按照一定的週期調節分泌量。

刺激食慾的荷爾蒙——飢餓荷爾蒙，在七～九點、十二～十四點以及十八～二十點之間明顯大量的分泌，因此我們通常在這個時間內用餐。每到用餐時間，肚子開始感到飢餓，出現想吃東西的渴望，只要攝取食物後，飢餓感便受到控制。

可是超過晚上十點後，飢餓荷爾蒙的數值又開始再度提高，到了十一點與十二點間，就算不是用餐時間，也已經達到相當高的數值。通常早餐、午餐與晚餐之間有五～六小時的空腹時間，如果超過晚上十一點都還醒著的話，就會感到強烈的飢餓感。

就像每到用餐時間就會感到飢餓而坐到餐桌前一

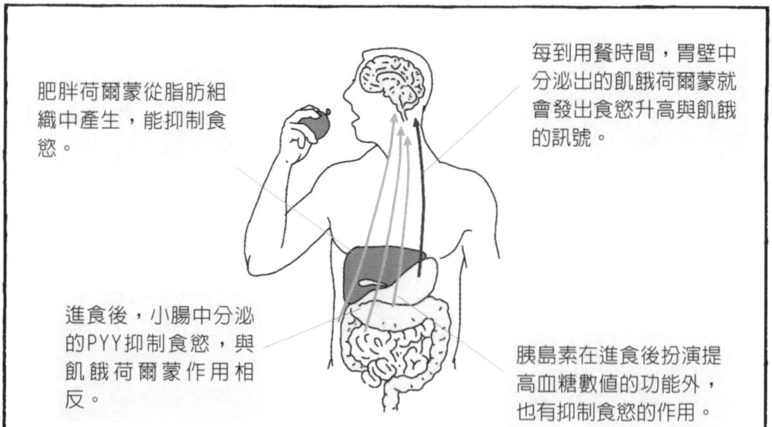
每到用餐時間，胃壁中分泌出的飢餓荷爾蒙就會發出食慾升高與飢餓的訊號。
肥胖荷爾蒙從脂肪組織中產生，能抑制食慾。
進食後，小腸中分泌的PYY抑制食慾，與飢餓荷爾蒙作用相反。
胰島素在進食後扮演提高血糖數值的功能外，也有抑制食慾的作用。

樣，深夜睡不著，等於又進入另一個用餐的時間。夜晚感到飢餓而尋找食物，不能說都是意志力不足所造成的。感到飢餓而尋找食物是自然反應，也許解決方法是在感到飢餓前入睡吧。

睡眠減少會消耗更多能量，應該要瘦下來才對，但是每天睡五個小時的人，平均飢餓荷爾蒙分泌多出百分之十四・九，使人有飽足感的肥胖荷爾蒙的分泌減少百分之十五・五。**缺乏充足的睡眠，是邁向肥胖的捷徑。**

肥胖並非壞事

世界衛生組織WHO將肥胖歸類爲世界上擴散最快的疾病。在韓國，每三位成人就有一位爲肥胖者。可是把肥胖視爲應加以打擊的對象，原因何在？沒錯，因爲它是健康最大的敵人。大家都知道，肥胖可說是萬病的根源，從心臟到代謝疾病無一不造成影響。

可是也有外表肥胖卻充滿活力，體力不錯的人；也有體重雖然輕盈或正常，卻討厭活動，體力不佳的人。那麼上述兩種情況當中，那一種人的健康狀況比較差呢？先從結論說起，不論情況如何，體力差的一方就是不健康。

雖然以下情況只限定於六十歲以上的長輩，不過體力（尤其是心肺耐力）好而肥胖的人，比心肺耐力不佳而體重正常或偏瘦的人壽命要長。這也適用於腰圍超過正常值以上，以及體脂肪率高於正常值的情況，就算提出任何一種肥胖指標來辯駁，心肺耐力較好的人，死亡的危險確實相對較低。

更令人困惑的事實是，肥胖雖然提高心臟病的危險，不過在心臟病患者中，瘦的人反而處於更危險的情況，死亡率也較高。

雖然聽起來很荒謬，但是**健康的肥胖要比不健康的瘦弱好**。或許健康的肥胖才是最好的也說不定。別再刻意勉強瘦身而耗盡體力，努力提高健康的體力才是第一要務。

55 可以擁有明星一樣的身材？

「打造×××般絕佳的身材」、「×××推薦，塑造彈性翹臀的運動」，這類廣告台詞中的×××，通常是家喻戶曉的超人氣巨星或其代名詞。

明星的運動法，大致可區分爲兩種：其中一個是近乎苦行般克制的飲食生活，並配合私人教練的運動練出好身材；另一種是介紹自己特別有自信的身體部位的運動方法。明星是許多人羨慕的對象，因此大眾通常追隨他們的方法與目標。如果按照明星介紹的方法，或是他們持續進行的運動方法，真的就能變得跟他們一樣嗎？

儘管他們介紹了三～四種雕塑完美手臂、雙腿、臀部、胸部等部位的動作，並且詳細告訴大家這個運動每天要做幾次、做幾分鐘才可以，但是他們並沒有說出全部的事實，那就是**他們不是「只做這個運動」**。明星結實傲人的身材，不是以他們介紹的運動方法所鍛鍊出來的。他們所介紹的運動，終究不是最主要的方法。

美國第一夫人，也是以時尚品味獲得世人矚目的蜜雪兒．歐巴馬，即使進入40多歲的年紀，也頗以健美的手臂自豪，多次受到報導或雜誌的介紹。雖然在介紹中也公開了幾種蜜雪兒．歐巴馬的手臂運動，不過這些訓練方法只是訴求對象的不同，在韓國也經常可以看到這些訓練法。那麼公眾人物真實生活中又是如何做運動的呢？

據說蜜雪兒．歐巴馬每天清晨五點半開始慢跑，並且一週三次與專屬教練一起進行肌力運動九十分鐘，這時稍微將重點放在手臂的肌肉。

其他公眾人物的情況其實也大同小異。結果真令人失望，最後還是要同時進行有氧運動與肌力運動，並多加鍛鍊自己想要加強的部位，或是稍微割捨鍛鍊其他部位的時間。我們應當有這樣的認知：不是按照他們所介紹的幾種方法，就可以變得像他們一樣，這幾種運動當然還是要有額外的訓練，才能變得像他們一樣。

接受過近乎苦行般殘酷的訓練後，驕傲地展示著魔鬼身材的明星們，不只帶給大眾視覺上的震撼，就連客觀上的數據也令眾人吃驚，例如體脂肪率百分之○等數據。如果普通人以不可能達成的數據爲目標從事運動的話，危險度非常高。

雖然近來將脂肪認定爲不必要的東西，然而事實上**我們體內需要有一定程度以上的脂肪**。

扮演維持身體機能與健康必要功能的必需脂肪，在女性體內約占百分之十二～十四，男性體內約占百分之二～百分之四，如果要把脂肪降到這個程度以下，不僅不可能達成，也會危害到健康。占脂肪中絕大部分的儲存性脂肪具有保護內臟的功能，必須維持最低限度的體脂肪量。

總之，設定不可能實現的目標，並朝向這個目標來運動，對於平時要上班，忙於日常生活的一般民眾來說，不但無法實現，還可能是危害健康的方法。尤其過度調整飲食清單和勉強爲之的運動更是如此。其實達到這個目標也不會有健康的身體。對於需要靠外表維生的人來說，將運動視爲「職業上的需要」似乎也有道理。以他們的運動方法作爲促進運動的動機，確實是不錯的態度，不過就像展示櫥窗內的衣服一樣，只有欣賞時，才覺得那是最漂亮的。

無論如何，在炫耀脫離常軌的身體或身體狀態時，也許該在前面加個「切勿模仿」一詞。

當然，這與特技表演或危險的示範有所不同，但是沒有必要仿照他人的需要，長時間忍受只吃核桃和雞胸肉，並且一心一意投入於運動之中，受盡千辛萬苦吧？

〈重要的結語〉

不要對運動減肥充滿幻想，了解自己的身體最重要！

目前爲止已針對許多主題說明，也許讀者還不太能掌握主要的脈絡。不過簡而言之，我最重要的目的，就是希望告訴各位讀者一個事實：由於多數人對運動充滿誤解與幻想，導致以不符合自己身體的錯誤方法來運動。

「所以叫我們該怎麼辦？」其實要回答這個問題，答案可能會是「枯燥乏味的」。不過如果因爲討厭這枯燥乏味的答案，轉而尋求特別方法的話，只會讓自己再度追隨不合適的運動方法而以失敗收場。到目前我淨說些「這個也不行」「那個也不行」的話。但是我希望將探討人類生理特徵的理論與運動結合，提出藉由運動打造不會發胖且健康的身體的方法。

運動的目的不只在於燃燒脂肪

刊載於二〇〇九年八月《時代》雜誌上的文章中，有一篇文章的題目引起極大的關注，〈爲什麼運動不會讓您瘦？（Why Exercise Won't Make You Thin）〉。文章內容提到，目前全美有四千五百萬人加入健身房運動，然而三位美國人當中，仍有一位屬於肥胖。綜合最新的研究結果來看，運動對於減肥瘦身終究不是具有太大效果的方法。

文中說明其原因在於運動使人感到飢餓，因而攝取超過運動所消耗的卡路里，也因爲運動而使人減少日常生活中的活動。因此文章主張，與其從事短時間內操練身體的運動，不如增加購物、料理以及做家事等日常生活中的身體活動量，反而更具效果。

如果只將運動看作是燃燒脂肪，減少體重的工具，在某些方面來說，或許頗有道理。但是運動不只是改變體重的工具，在預防與治療心臟疾病、骨質疏鬆、憂鬱症甚至是糖尿病等所有慢性疾病方面，也都有卓越的效果。渴望燃燒脂肪與減少體重，不僅會因過度運動而造成傷害，也會對運動抱持偏見。

運動不只是鍛鍊傲人身材的手段

如果將運動視爲練就傲人身材與結實肌肉的工具，就有可能爲了達到這個目標而白白耗費錢財並傷害身體。有時是從事強度過高（無關本身能力）的運動，有時則是給予自己所做的運動過高的評價；或是對運動抱持太多的幻想，或是尋找短時間內達成目標的捷徑，甚至定下不可能的目標。這一切行爲只會造成對運動的誤會，這樣的運動反而會帶來身體的傷害。

雖然有些人可以達到自己設定的目標，有些人卻可能落得渾身是傷，牢騷滿腹。其實運動的人，沒必要全都是猛男、S曲線或是三項全能的鐵人。如果執著於這種外型努力運動的話，將無法得到最自然的效果。

總而言之，持續運動的話，身體自然而然就能得到眞正的健康，也能讓外型看起來健康。比起發揮短暫的意志力激烈地運動，更應該選擇能夠持之以恆的運動。飲食方面也是同樣的道理。忽然大量減少飲食攝取量，或是尋求特別的偏方與強迫自己的飲食清單並且完全仿效，不僅無法持續太久，就算達到目標，也會再度變回原來的模樣，不，甚至是比原本還要糟糕的狀態。

發揮人類自原始時代傳承下來的優點

近來在說明現代人健康狀態的理論中，出現這樣的理論：「人類的身體雖然是數十年乃至數百年前演化至今的結果，但是因爲現代生活變化的速度太快，導致身體無法適應而產生疾病。」最近以石器時代與原始時代等名詞爲題的書籍充斥市面。德國的尤格・布雷希（譯註：本名Jörg Blech，德國醫學記者，中譯本有《運動讓你不生病》等書。）、韓國的朴容宇（譯註：本名Park,Yong-Woo，韓國成均館大學兼任教授，經營「朴容宇Reset Clinic」，爲韓國知名美容瘦身專家。）以及麥克・波倫（譯註：Michael Pollan，目前於柏克萊大學教授媒體新聞學，中譯本有《到底要吃什麼？》等書）等人，嘗試在健康管理、瘦身以及飲食習慣等多項領域中，透過原始人觀點尋求解開現代社會出現的健康問題。

是的，比起原始時代以及石器時代，我們的生活習慣已經大幅改變。形成食物不虞匱乏，但卻動得更少的情況。那麼似乎有必要好好思考，該如何因應目前的情況來運動？

人類身體所擁有最棒的優點，就是能夠長時間跑步。馬或狗等其他哺乳類動物可以以每秒十二～二十公尺的速度持續奔馳數分鐘，而就算跑得最快的人類，也僅能以每秒十・二公尺的速度跑十五秒。雖然人類身體不具有適合快跑的結構，但是能夠長時間跑步的能力卻與其他動物大不相同。即使四隻腳跑步可以確保速度，但是由於能量效率與核心溫度上升等問題，因此不適合長時間跑步。

人類需要跑步

持續走路與跑步，最後將改變身體。與其執著於「何時」是脂肪燃燒最多的時候，以及「如何」做才是最能燃燒脂肪的方法，不如煩惱「我能以這個方法持續運動多久？」才是較爲妥當的。如果僅就一次的運動來看，不吃早餐跑步有可能燃燒更多脂肪；如果不想刺激進食的補償反應而不運動，也可能是不錯的辦法。

但是如果持續運動六個月甚至一年以上，最後身體就會改變。經過持續不懈的運動後，身體將改變爲容易燃燒脂肪的體質，不想活動、想吃更多的反應也將消失。即使不能立刻感受到，未來也會變成活動量大，**充滿活力的人，調整食慾的能力也將有所改善**。當然也更不容易生病，曾經罹患的疾病也可以就此擺脫。

因此，**在一開始要投入運動時，應先尋找能持之以恆的方法，而非「何時」或「特別的方法」**。如果非得如此，則應避免過度勉強的方法，訂定在一定的時間內能夠全心投入的計畫。並且爲了當下使用更多的能量，看到更大的效果，應實行正常且有效率的運動，**而非「脫離常態的運動」**。

訂定運動計畫後，有可能時間與強度無法配合，也可能覺得運動效果不夠。不過就算這樣，有做運動總比沒做運動要來得好，運動必須要能一點一滴，長久維持下去才是。

第二，就算拿與人類型態最相近的動物——黑猩猩來比較，支撐頸部與頭部的肌肉以及臀部肌肉也較爲發達，小腿肌肉也是如此。因爲這樣的差異，人類不僅與哺乳類動物不同，與其他直立行走的動物也不同，人類可以維持挺直的姿勢而不會搖搖晃晃，也能夠長時間跑步。

如果這些肌肉無力的話，跑步時頭部便會搖搖擺擺，或是無法維持正確姿勢。所以在跑步時，缺乏效率的動作將增加身體浪費的能量。這些肌肉對抗將人類身體下拉的重力，是非常重要的肌肉。

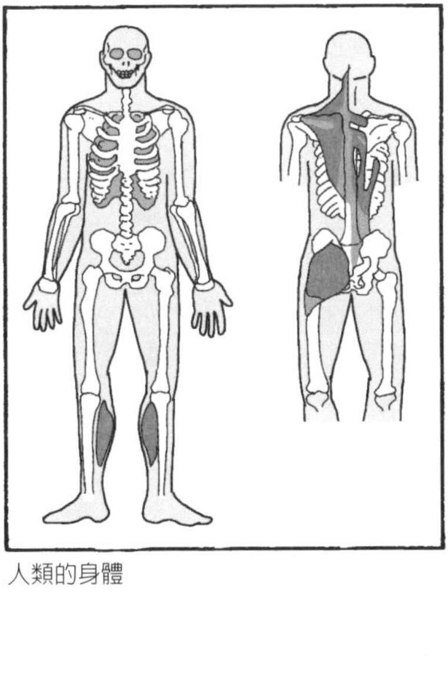

人類的身體

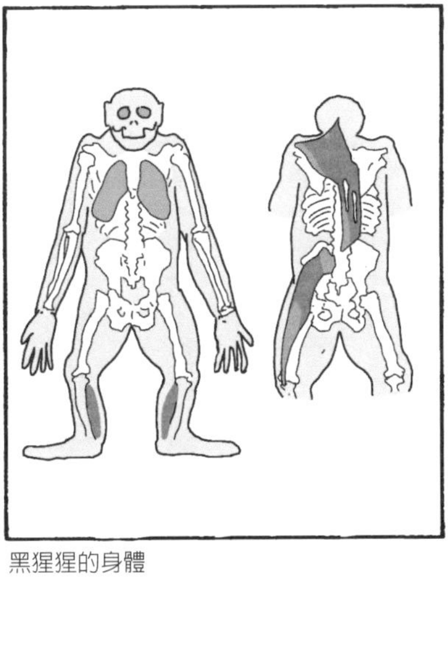

黑猩猩的身體

運動到讓支撐身體的肌肉發揮應有的功能

躺著或睡覺時，心臟無時無刻不在運動，因此比體內其他內臟或器官要消耗更多的能量。每天消耗高達四四〇卡路里的心臟，消耗的能量相對大於它的外形大小，原因或許就在於它是不停運動的器官吧。

可是在我們體內，也有幾乎不休息、持續運動的肌肉。那就是前面所提及人類與其他動物不同的肌肉，亦即支撐脊椎與頸部的肌肉，還有在活動時與坐下、站立時不停運動的核心肌群。

這兩種肌群在維持身體的健康與靈活度方面，是不可或缺的肌肉。就算沒有運動，在坐下或站立的時候仍會使用到，所以可說是非常重要的肌肉。

雖然肌肉多就不容易發胖，但是肌肉與脂肪在安定時所消耗的能量，每公斤體重可相差十二～二十卡里路左右。所以藉由運動鍛鍊出肌肉來消耗能量是很重要的；而在打造不易發胖的身體方面，強化經常使用的肌肉，比其他不必要的肌肉更爲重要。

這樣的身體結構傳承至今約有四百萬年，據說是爲了「狩獵」而演化出這樣的身體。

爲了狩獵而擴大人類身體具有的優點，演化出如今人類的身體，但是進入現代社會後，坐著或缺乏活動的情況卻日益頻繁，與人類身體的演化發展背道而馳。

如此不僅可能造成比其他動物更適合長時間跑步與維持姿勢的肌肉退化，也可能使身體暴露在缺乏運動所帶來的代謝疾病中。所以就算有誰用各種理由反對，走路或跑步對人類都是最適合也最需要的運動。

無論如何，身體狀態都應該保持活躍而非死氣沉沉

相較於現行的國人營養攝取標準，實際上韓國人的營養攝取量只達到百分之八十七・五。儘管如此，近十年肥胖者仍增加了百分之五・七，全國上下不分四季都吹著一股減肥風潮。如果問題不是出在飲食，那麼答案只有唯一一個，那就是身體活動量的減少，導致消耗量少於攝取量。其實韓國人實踐每週步行五次，一次三十分鐘以上的比例，已經從二〇〇一年的百分之七十五・六快速下降至二〇〇七年的百分之四十五・七。

在廚房放上一台碗盤洗滌機，家中還有一台自動清掃機器人；幾年前必須直接購買的東西，如今只要透過網路就可以買到。這些讓你感到便利的東西，也在減少你的身體活動

量。

瘦的人能站立的時間，比肥胖的人多出一百五十三分鐘左右。而且這些人在站立的時間與各種活動中，還能多消耗三五〇卡路里。就算眞的沒有運動的時間，又或者沒有可供運動的條件，那麼比起舒適的坐著，多活動才有較大幫助。去購物中心買些東西，或是推著購物車四處逛逛，也比現在消耗更多的能量。沒有運動，也要多活動。

人類的身體爲了狩獵時的長跑，而發展出最適合的速度。這個速度是爲了讓獵物疲累、爲了跑更遠的距離、爲了更長時間的跑步所發展出來的，與我們所認知最「適合」燃燒脂肪的能量代謝有所區別。

我想說的是，**以我們身體的演化所決定現今的型態來看，「長跑」是最適合也最需要的運動**。意思是缺乏長跑時，身體活動不足所導致的各種疾病將會找上門來。又如果適合長跑的肌肉與身體排列結構脫離常態，就可能面臨各種肌肉骨骼疾病。比起按照科學方法計算出的運動強度，有時候忠於自己的感覺反而才是更科學的。

怎麼做都無法瘦下來，一定要瘦才行嗎？

爲了減肥使出各種手段，宣稱有效的方法也都試過了，就連運動也無法解決問題？即使如此，運動仍是正確答案。

肥胖而體力好，比消瘦虛弱還要健康，也可以活得更久。根據近來的理論，人類也許將朝向增胖的方向演化也說不定。與其勉強試圖擺脫這個束縛，不如在目前的狀態下朝向健康的身體改變，才是更明智的方法。乾脆一一試過各種方法後，再來擺脫一定要減肥的執著，享受更安心舒適的運動吧。不，就算是多一點的活動吧。

同時推薦

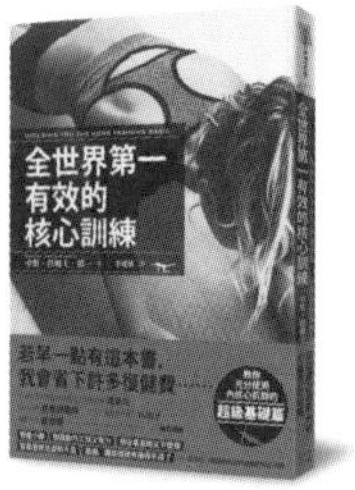

《全世界第一有效的核心練習》

中野・詹姆士・修◎著
李瓔祺◎譯

若早一點有這本書，我會省下許多復健費。核心訓練是強化身體預防受傷、提升競賽能力的重要工具。
——台灣首位完賽聖母峰馬拉松女性跑者《越跑越勇敢》作者 陸承蔚

拚命練習「棒式」「鳥狗式」並不是正確的核心訓練；
一味想要瘦，但沒有掌握技巧，就算天天練也不會達到任何效果；
中野教練提出最基礎的訓練課，教你從最基本的「呼吸」開始，只要懂正確「呼吸」，就能自然形成束緊腹部的天然屏障；
提高身體的耐震能力，就可以事半功倍改變自己的身體，
你的核心訓練就成為全世界第一有效的核心訓練。

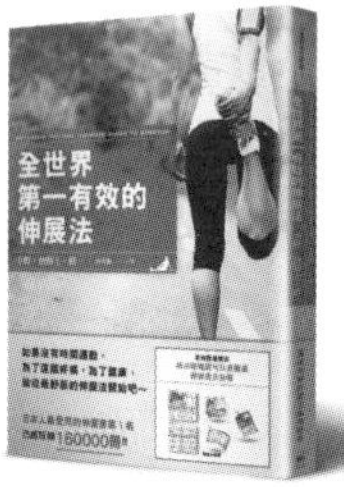

《全世界第一有效的伸展法》

中野・詹姆士・修◎著
林佳翰◎譯

日本人最愛用的伸展書第 1 名　狂銷 160000 冊以上

你以為自己不需要做伸展操？但是……
長時間坐在電腦桌前養成駝背習慣？腰痛、肩膀痛、膝蓋痛，越來越懶得活動身體？
血液循環很差，就算穿很多還是手腳冰冷？再這樣下去，不但肌肉減少且力量會變小，未來可能無法靠自己的腳走路！
別再輕忽身體僵硬的症狀，馬上開始做「全世界第一有效的伸展法」！
25 年指導經驗・體格專家中野教練，結合運動醫學、生理學、解剖學，
試驗出 36 套從脖子到腳的最有效伸展法，
消除僵硬、甩開疼痛，精準伸展到全身 600 塊肌肉！

同時推薦

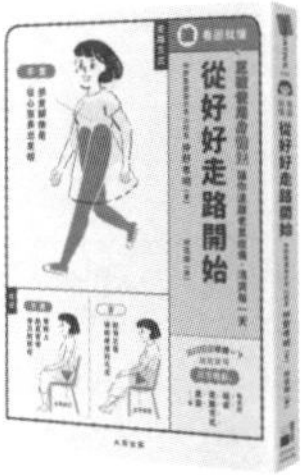

《看圖就懂！從好好走路開始：正確使用身體法，讓你遠離老累痠痛，清爽每一天》

仲野孝明◎著
林佳翰◎譯

改變姿勢，人生就改變
送給疲倦程度衝頂的你，24 小時關照每個人的身體姿勢書

健身作家暨體適能講師 筋肉媽媽／暢銷作家專業瑜伽老師 蔡佩茹　真心推薦
日本亞馬遜五顆星★★★★★滿分推薦

仲野整體的第四代傳人，仲野孝明院長治療過從零歲到一〇八歲的患者，
他只告訴你——
一個原則：只要按照人體本來的構造使用身體。
一個目標：從「心窩」開始走，坐，站。
本書從站姿、坐姿、走路、呼吸、拿東西等等的姿勢，圖解正確與錯誤的姿勢，讓讀者透過每一張圖解，快速掌握自己的姿勢究竟哪裡發生問題？進而可以用最快的方式矯正，達到「姿勢改變，人生就改變」的清爽每一天。

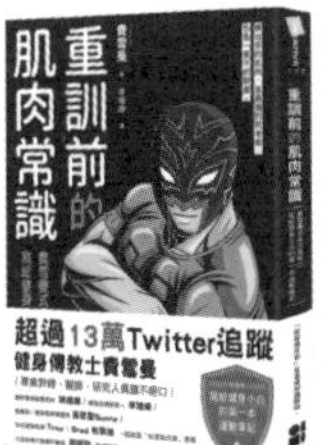

《重訓前的肌肉常識：費雪曼式高效能核心，寫給健身小白的第一本運動筆記》

費雪曼（Fisherman）◎著
李璦祺◎譯

指引超過 13 萬同好者，別成為迷失目標的「重訓教徒」。
費雪曼式訓練箴言，不能光埋頭苦練，要先了解肌肉知識再練。

★為了滿足重訓小白的問題，本書包含不可或缺的基礎內容，從科學角度輕鬆理解重訓理論，解開重訓迷思。
★初學者只要掌握要點，按照「套路」，善用「肌肉記憶」就會像成長期的孩童，快速長肌肉。提供4項不能犯的重訓錯誤，樂在其中的15項重訓效能機制。
★重訓小白練習菜單，包括自由重量訓練、機械訓練、在家徒手訓練。一開始只做60分也沒關係，只要持續下去你就贏了。
★肌肉會適應環境，採取「漸進式超負荷原則」，重訓就是「逐步增加負荷的遊戲」。
★與重訓同等重要的飲食控制金字塔，讓你的效果可視化。如何選擇正確營養補劑，才不會受廣告宣傳之詞隨便買。

Creative 178

健身毀了我的身體（暢銷慶功版）
55個懂了一定不會受傷的健康運動法

作　　者｜宋永圭
譯　　者｜林侑毅
出 版 者｜大田出版有限公司
台北市一〇四四五中山北路二段二十六巷二號二樓
E-mail｜titan@morningstar.com.tw http://www.titan3.com.tw
編輯部專線｜（02）2562-1383 傳真：（02）2581-8761

總 編 輯｜莊培園
副總編輯｜蔡鳳儀
校　　對｜蘇淑惠／林侑毅

初　　版｜二〇一二年（民101）七月三十日　定價：三八〇元
暢銷慶功版｜二〇二二年（民111）八月十三日

網路書店｜http://www.morningstar.com.tw（晨星網路書店）
TEL：（04）23595819 FAX：（04）23595493
購書Email｜service@morningstar.com.tw
郵政劃撥｜15060393（知己圖書股份有限公司）
印　　刷｜上好印刷股份有限公司
國際書碼｜978-986-179-752-6 CIP：411.71/111008647

填回函雙重禮
①立即送購書優惠券
②抽獎小禮物

國家圖書館出版品預行編目資料

健身毀了我的身體／宋永圭著；林侑毅譯．
——暢銷慶功版——台北市：大田，2022.08
面；公分．——（Creative 178）

ISBN 978-986-179-752-6（平裝）

411.71　　111008647